こんなことで、死にたくなかった

高木徹也 Tetsuya Takagi

三笠書房

はじめに

今日も高齢者のご遺体が運ばれてきた。

「今朝、布団の中で死亡しているのをご家族が発見しました」

警察官からの報告を受ける。


ご遺体を観察してみると、左脇腹と左肘《ひじ》の二か所に、新しめの小さな擦過《さつか》傷があった。複数の線が縦に平行に並んだすり傷だ。

死因となるほどの大きな傷には見えない。

ただ、二つの傷が同じくらいの高さにあるのが、どうも気になる。


メスで身体を開いていくと、左脇腹に位置する「脾臓《ひぞう》」という臓器が破裂しており、そこから出血していることが確認できた。

ということは、この高齢者は左脇腹に何らかの打撃を受けて脾臓が破裂し、「出血性ショック」で亡くなったことになる。

では、左脇腹や左肘に打撃を加えた物体（犯人）は何なのだろうか。

足元から傷までの高さは、約100センチメートル。

私は警察官に告げた。

「直近で、自転車とぶつかったことがなかったか、今すぐ確認してください」

＊＊

この本を手に取っていただき、ありがとうございます。

私は、法医学者の高木徹也《たかぎてつや》と申します。

現在、東北医科薬科大学の医学部法医学教室に教授として勤務しています。

「法医学者って何？」と思われた方もいるかもしれません。

冒頭のお話は、私の日常によくある一コマ。法医学者の主な仕事は、突然死した方や事故、事件で亡くなられた方のご遺体を解剖して、死因を解明することです。

そして、その結果を社会の安全や予防医学などに役立てることが、法医学者の使命でもあります。

先ほどの事例では、亡くなっていた場所が布団の中だったため、死因が突然の病気か、転倒などによる外傷か、あるいは他殺かがわかりません。

そこで、私たち法医学者が解剖することで、何らかの打撃で脾臓が破裂したことによる「出血性ショック」だと明らかにしたわけです。

ちなみに、老化した脾臓は軽い衝撃でも破裂しやすく、また、衝撃を受けてから破裂して亡くなるまでに時間差が生じることがあります。

さらに、高齢者は痛みに鈍くなっており、わずかな接触であれば「軽傷だ」と思って病院へ行かないことも多い。そして、法医学者としての経験上、高齢者と自転車の接触事故が非常に多いことも認識しています。

だから私は、事故現場と死亡現場が異なること、そして「犯人は自転車」であることを推測するに至ったわけです。

私は、これまでに勤務してきた杏林《きょうりん》大学や東京都監察医務院での経験も含めると、5000体以上のご遺体を解剖してきました。

近年は以前と比べて、高齢者の解剖を担当する機会が増えてきているように感じます。それと同時に、「え⁉　こんなことで⁉」という「まさか」の原因で亡くなった高齢者のご遺体に出会う回数も増えています。

本書では、主に65歳以上の方に焦点を当てて、私が出会った、または耳にしてきた「まさか」の死亡事例や、若いころには現れなかった医学的事象について解説していきます。

さらに、1章〜4章の各項目の最後には、そうした危険を避けるための予防策についても記載しています。

山での遭難、風呂場でのヒートショック、クマに襲われる事故、雪下ろし中の転落など、さまざまな状況で起こる高齢者の悲劇がニュースで報じられています。

この本を読めば、それらの危険を事前に回避することができるはずです。


この本は、大切な命を救う本です。

私たちの人生には、たった一回しか死の瞬間は訪れません。

その一回を「まさか」の形で迎えてほしくないと、私は心から願っています。


何気ない日常の中に潜む、高齢者の「まさか」の死因。

あなた自身を、そして身近な人を「こんなことで死なせない」ために、ぜひ本書を役立てていただけたら幸いです。

高木徹也

CONTENTS

1章 日常生活に潜む死の危険

2章 家庭内に潜む死の危険

3章 外出先に潜む死の危険

4章 レジャーに潜む死の危険

5章 人はなぜ老いて、死ぬのか

本文イラスト／坂本伊久子
編集協力／玉置見帆

1章

日常生活に潜む死の危険

パンで死ぬ

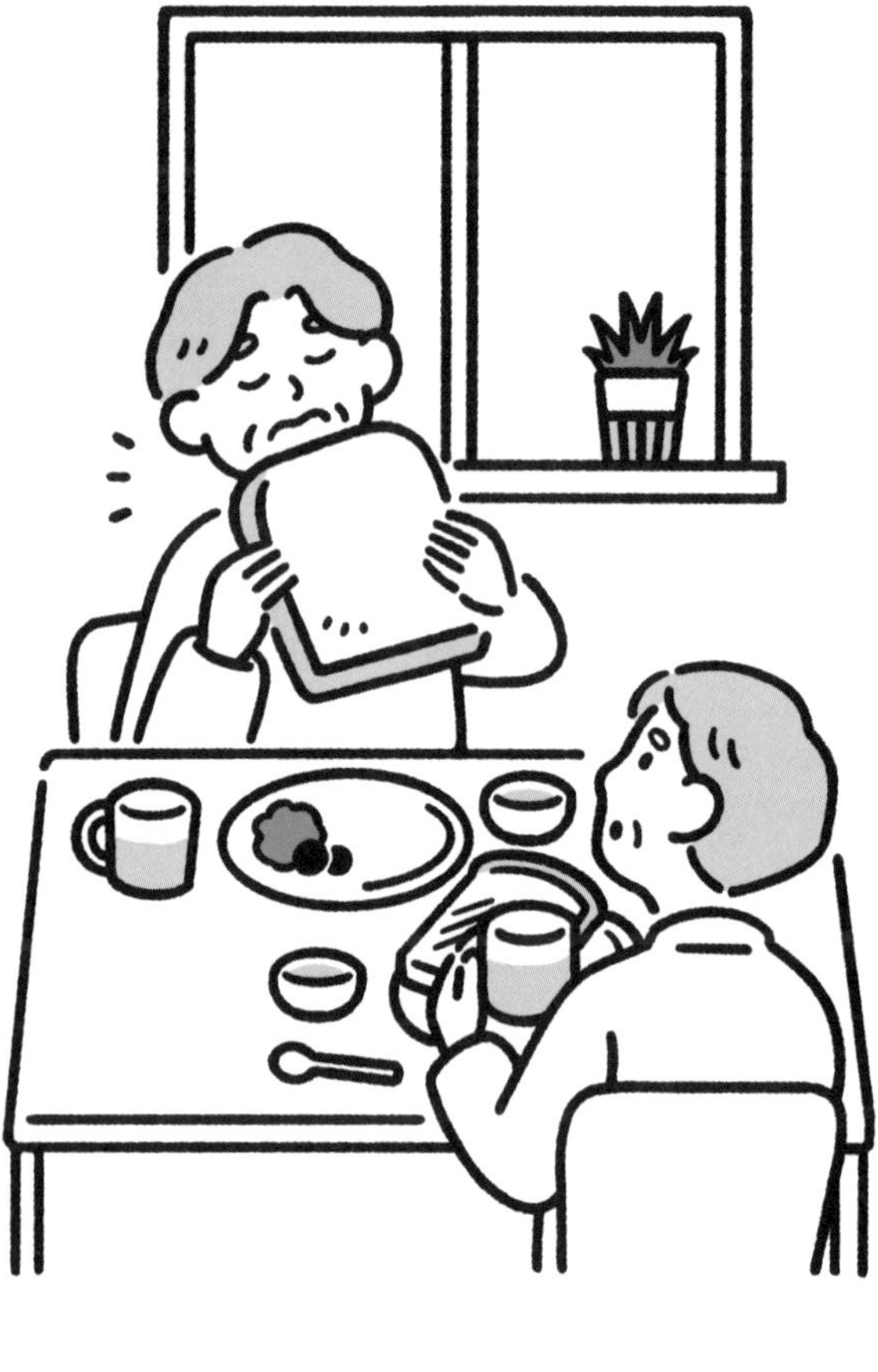

Keyword　食物誤嚥による窒息死

厚生労働省の統計によると、日本で食べ物をのどに詰まらせて亡くなる人の数は、年間3500人以上。そのうち、なんと2500人以上が80歳以上とされています。

そもそも人体の構造上、食べ物を胃に通す「食道」の入り口と、呼吸のために空気を肺に通す「気道」の入り口はお隣同士。

食べ物が気道に向かわない理由は、見た目や匂いから「食べ物である」と脳が認識し、舌やのどの動きで食べ物を食道に運んでくれるからです。さらに、のどの奥にある「喉頭蓋《こうとうがい》」は、食べ物と空気を分ける役割を持っています。

このように、私たちの身体は誤嚥《ごえん》させまいとする対策がバッチリなわけですが、それなら、なぜ人はむせるのでしょうか？

実は「むせる」のは、脳の認識不足や咀嚼《そしゃく》が不十分なときに、気道に食べ物が侵入するのを防止する正常な反射なのです。医学的には「咳嗽反射《がいそうはんしゃ》」といい、人はむせることによって誤嚥を防いでいます。

ところが、高齢者は「むせ」が起こらず、食べ物をのどに詰まらせて死んでしまうことがあるのです。

歳を重ねると噛む力が低下し、人によっては歯周病などで歯の本数も減ります。そのため、食べ物を小さくしにくくなり、のどに詰まりやすくなります。

また、加齢による動脈の硬化症も問題です。脳血流量の低下によって微細な脳梗塞《のうこうそく》を起こすことがあり、これは命に関わるほど重篤なものでなくても、咀嚼や飲みこみの機能を悪化させ、咳嗽反射も低下させることがわかっています。

このように、食べ物が気道に向かってしまっても、さまざまな要因で防御反応である「むせ」が起きず、食べ物が気道を塞いで窒息に至ってしまうのです。

パンの柔らかさに、油断するな

日本人がのどに詰まらせる代表的な食べ物と言えば「お餅」です。

お年寄りがお餅をのどに詰まらせて……というニュースを新年早々に見かけることは珍しくありません。なんと、海外では「ニューイヤー・サイレントキラー（新年の静かなる殺し屋）」などと揶揄《やゆ》されています。たしかに、お餅はモチモチしていて、咀嚼によって細かくしにくいですよね。

しかし、実はお餅と同じくらい、窒息しやすい食べ物があります。

それは「パン」です。

一見詰まらせにくいように思えますが、パンは繊維質なので、噛む力が低下した高齢者にとっては細かくしにくい食べ物になります。

また、スポンジ状のため、ひとたび気道のほうに留まるとかなり危険です。水分を吸いこんで膨らみ、気道の入り口を完全に塞いで窒息させます。

高齢になればなるほど、どんな食べ物でも油断できません。ちなみに、気道に食べ物が入っていくときには、「ギュッ」という独特の飲みこむ音がします。一緒に食事をしているときに相手からこのような音が聞こえたら、口の中をすぐに確認して、呼吸が変わっていないかを確かめてください。


このような危険を避けるには……

・詰まらせやすい食べ物は、あらかじめ細かく刻んでおく。
・周囲の人が見守っているところで食事をする。
・飲みこむときの「音」に注意する。

熱いお茶を飲んで死ぬ

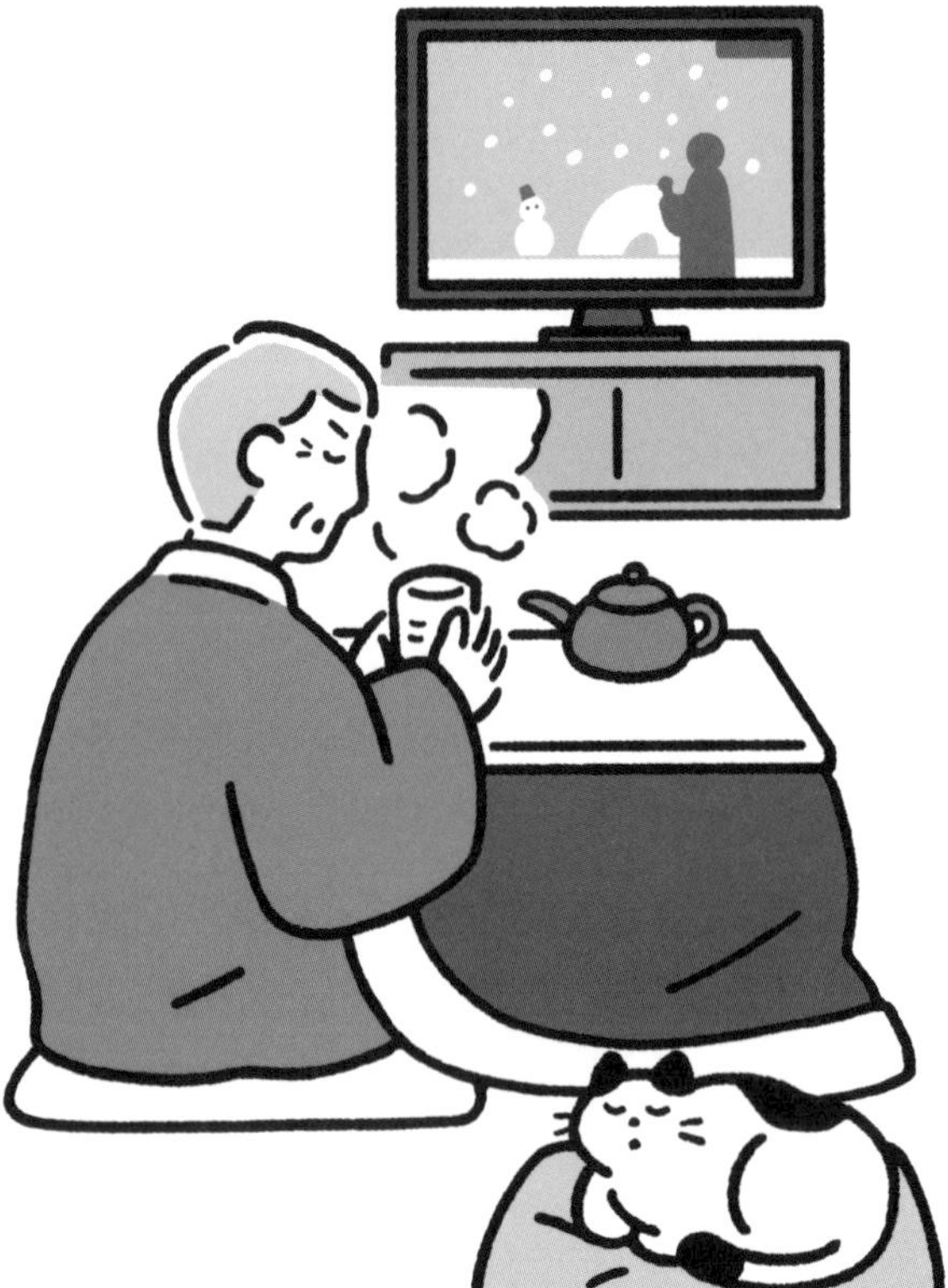

Keyword　誤嚥性肺炎

おばあちゃんが熱々の緑茶を持ってきて、ふーふーしながら口をつけたら「猫舌だね」なんて笑われて……。日本によくある、ほのぼのとした光景の一つですね。

ただし、おばあちゃんの愛情たっぷりとはいえ、急須《きゅうす》から注がれた直後の熱々のお茶を飲むのは、死ぬ危険性を高めてしまいますので注意が必要です。

その理由の一つとして、熱い飲食物は「食道がん」になる危険性を高めるという研究結果が数多く報告されています。日常的に熱い飲食物を摂取していると、食道が刺激を受け、食道粘膜の細胞が変異して、がん化する可能性があるのです。

特に高齢者は、熱さを感じる神経が鈍くなっているので、熱すぎるものをあまり抵抗なく飲みこむことができてしまいます。

以前、私が麻酔科医として病院に勤務していたとき、食道がんの手術を受けるご高齢の男性を担当しました。幸い手術は無事に終わり退院されたのですが、その半年後、今度はその男性の妻が、同じく食道がんとの診断を受け、手術することになったのです。

ご夫婦ですから、遺伝的要因によるものとは考えられません。詳しく話を聞いてみると、夫婦で熱いお茶を飲むのを日課にされていることがわかりました。もちろん、一概にそれだけが原因とは言えないものの、家庭内の習慣という環境的要因による発がんとも考えられ、医師としてとても驚いたことを覚えています。

物足りないな、くらいの熱さでいい

熱いお茶を飲むことのもう一つの危険性は「誤嚥性肺炎」です。

日本人の死因ランキングは長年、1位「がん」、2位「心疾患」と変動がないのですが、近年になって3位に「老衰」、4位に「脳血管疾患」、5位に「肺炎」、6位に「誤嚥性肺炎」といった病名がランクインするようになりました。

「誤嚥性肺炎」とは、飲食物や唾液などが、細菌とともに継続的に気道内へ流入した結果として起こる肺炎のこと。原因は前の項目でも説明したように、歯の本数の減少や咀嚼力の低下、そして微細な脳梗塞にもとづく咳嗽反射の低下が関与しています。

さらに、実は、この咳嗽反射の低下は「飲食物の温度」によっても生じやすいことがわかっています。

もともと高い温度の飲料水は、身体にとって「飲みこみやすいもの」と判断されるため、誤嚥しやすいのです。そのうえ歳を重ねると、微細な脳梗塞によって、「むせ」症状が出ることなく、簡単に気道内に流入してしまいます。

本来、気道は無菌状態でなくてはなりませんが、誤嚥した飲食物は細菌などの微生物が混ざった不潔なもの。加えて高齢者は、歯周病や入れ歯などで、口腔《こうこう》内環境が不潔な状態に陥っている可能性も高いでしょう。

そのため、熱いお茶ばかりを飲んでいると、誤嚥による気管支炎から肺炎を起こしてしまう可能性があるのです。そして、その肺炎が重篤化すれば、呼吸困難や敗血症に至って死んでしまいます。

このような危険を避けるには……

・お茶は60度程度に冷ましてから飲む。
・こまめな歯磨き、入れ歯の手入れで口腔内をきれいに保つ。
・定期的に歯科医に通い、虫歯や歯周病のトラブルを早期に解決しておく。

薬の用法・用量を間違えて死ぬ

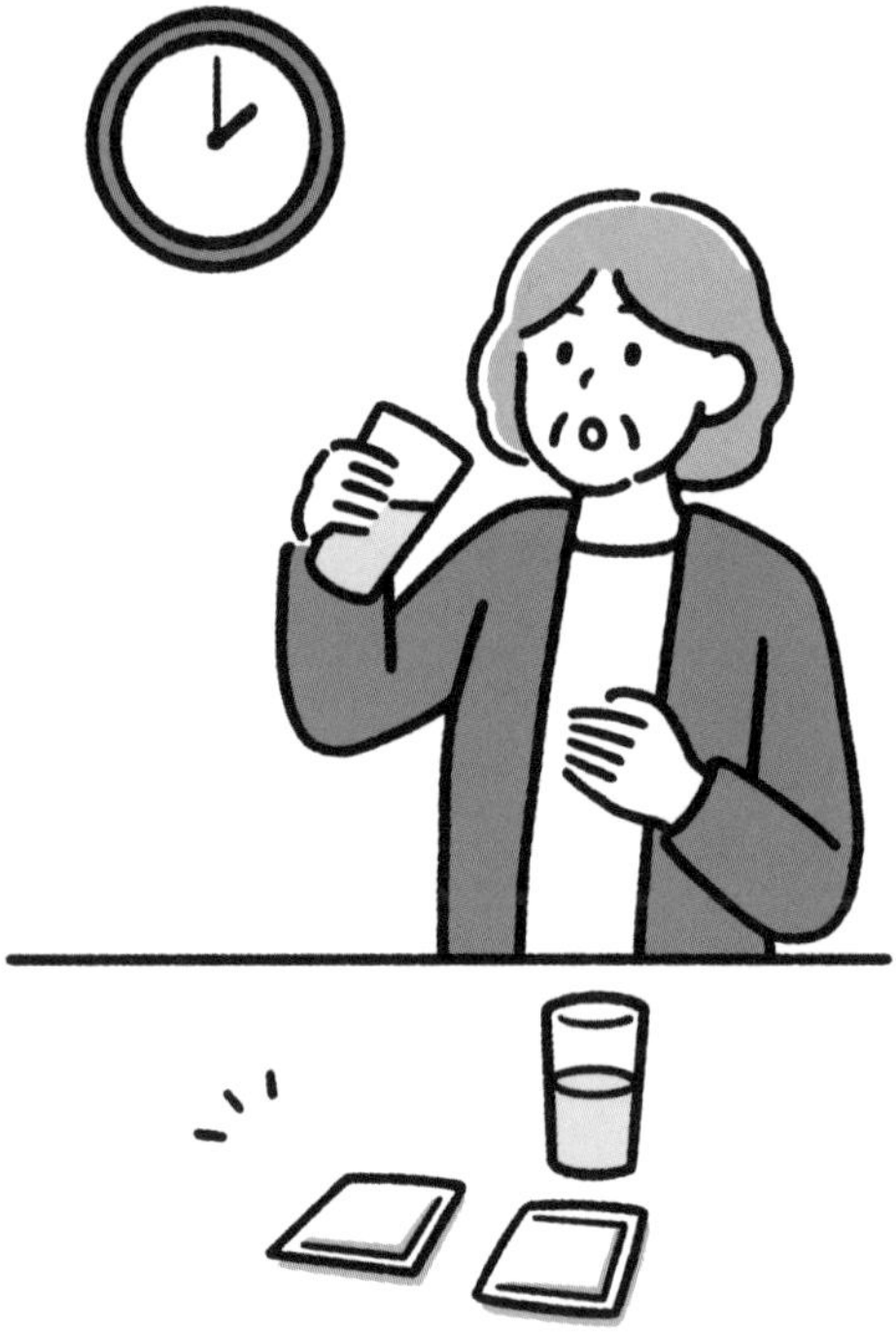

Keyword　薬物中毒

高齢の方を「寄る年波には勝てないな」という気分にさせるものの一つは、年々増えていく薬の量ではないでしょうか。

高血圧、脂質代謝異常症、糖尿病、通風、寝つきなどを改善する薬。年齢とともにこうした薬が必要になるのは、生活が豊かになり食生活が変化してきたことで、生活習慣病になる人が増えているという背景があります。服用される薬の種類に関する論文では、65〜74歳で3・6種類、75〜84歳で4・2種類、85歳以上で5・0種類と、薬の数や種類は年齢とともに増加する傾向があるようです。

薬が増えると問題になるのが、用法・用量をいかに守るか。物忘れも激しくなる年齢ですから、薬の飲み忘れはよくある話です。

もっとも、高齢者が生活習慣病などに対して服用する薬は、効果に持続性のあるものが多く、一度服用を忘れたからといって、みるみる病気が悪化してすぐに死ぬなどということはないでしょう。

ところが、飲み忘れが契機となって死亡するケースがないとは言えません。

それは、一回分を飲み忘れてしまったからといって、次の服用時に二回分の量をまとめて飲んでしまう場合です。

飲みすぎはダメ。ゼッタイ。

そもそも薬の服用が原因で体調を崩したり、死の危険性が高まったりするのは、薬を飲みすぎてしまったケースが多いのです。医学生時代、薬理学の教授は「副作用のない薬はない」「薬を逆さまから読むとリスク」と繰り返し言っていました。

効果に持続性がある薬であっても、たとえば抗凝固薬、心不全治療薬、血糖降下薬、抗てんかん薬、抗がん剤、抗うつ薬、抗躁《そう》薬などの一部は、多く服用することで中毒症状が起こり、死に至る可能性があります。

一方で、睡眠導入薬や抗不安薬などは、倍量程度の服用では中毒死することが少ないタイプです。しかしまれに、のどの筋肉の緊張がゆるむ「舌根沈下《ぜっこんちんか》」という状態になって、気道が舌の根元によって閉塞し、窒息に至ることがあります。

また高齢者の場合、睡眠導入薬の服用のしすぎによって逆に覚醒してしまい、無意識のうちに動き回って転んでケガをしたり、ひどいときは致死的な結果を招いたりすることもあります。

ほかにも、睡眠導入薬を服用後に活動してしまい、薬を飲んだことを忘れて、また寝る前に飲んでしまった、といったケースもよく耳にします。うっかり間違ったとはいえ、高齢者にとっては死の可能性を高めてしまう危険な行為です。

一般的に高齢者が服用する薬には、即効性のあるものや劇薬などは少ないため、たとえ飲み忘れてもすぐに死にはしません。飲みすぎるほうがずっと危険です。たとえ薬を飲み忘れた、もしくは飲み忘れたような気がしても、飲み忘れ分までまとめて一気に服用しないよう肝に銘じてください。

⚠ このような危険を避けるには……

- 飲み忘れても、複数回分の薬を服用しない。
- 一回分の薬を小分けにできるピルケースなどを利用する。
- メモやカレンダーを利用して、服用履歴を残す。

お風呂で死ぬ

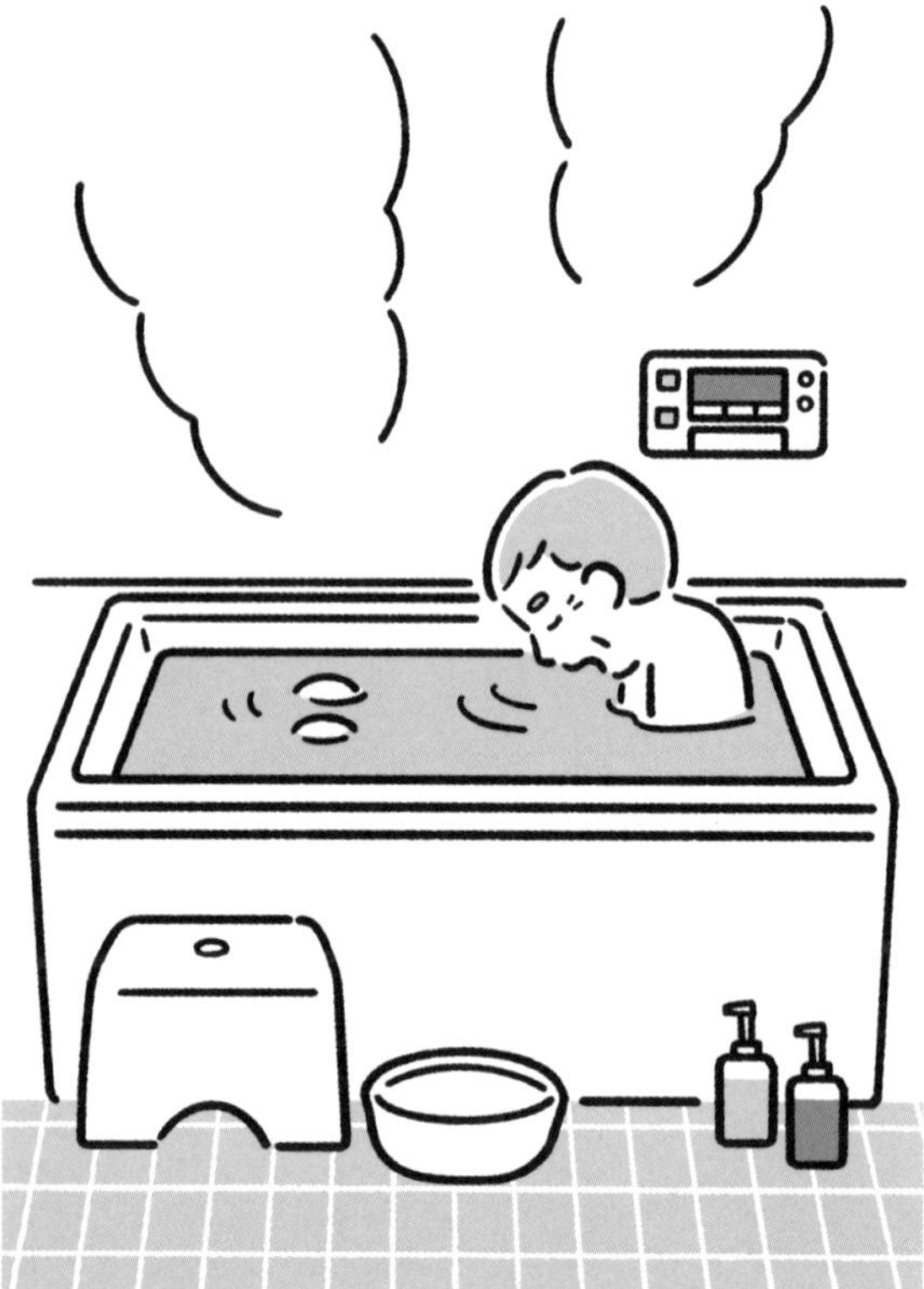

Keyword　一過性脳虚血による溺死

冬の季節が近づいてくると、法医学者は「風呂溺《ふろでき》が増える時期だなあ」と思うようになります。

風呂溺とは、入浴中に浴槽内で沈んだ状態で死亡すること。特に冬場に多く、近年では「ヒートショック」という名称で知られるようになってきました。

ただでさえ、冬は寒さで血管が収縮しています。その状態で温かい浴槽に入ると、血管が拡張して血圧が急激に低下し、脳に送りこむ血液量が減少してしまいます。これが、ヒートショックの主な要因です。

さらに統計的に、ヒートショックは65歳以上の高齢者に多い、という特徴があります。65歳というと、最近では多くの企業における定年の年齢。長寿国となった現代の日本では、見た目はまだまだ若々しく元気な人も多く見受けられますが、体内の老化現象はしっかりと進行しているのです。

そんな老化の中でも、特に「自律神経反射の遅延」と「感覚機能の低下」は、入浴中の死亡に深く関わっているように思います。

自律神経とは、脳に血液を送りこむために働く交感神経と、胃腸に血液を送りこむために働く副交感神経の総称です。簡単に言うと、交感神経は活動に、副交感神経は休眠に関する反射を担っています。一日の間に、この交感神経と副交感神経が入れ替わるように働くことで、日常生活における身体への過剰な負荷に抑制をかけ、私たちは円滑に生命を維持することができています。

ところが65歳あたりを境として、この交感神経と副交感神経の入れ替わりが遅延してしまうのです。

入浴中にウトウトウト……それ、気絶です！

入浴中にウトウトしてしまうことがありますよね。

実のところ、あれは居眠りではなく「気絶」です。お湯の温熱作用によって血管が拡張し、血圧が低下し、脳への血流が低下したことで意識を失った状態なのです。医学的にこの状態を「一過性脳虚血《いっかせいのうきょけつ》」と呼んでいます。

それでも若い人は自律神経の反射が俊敏なので、すぐに交感神経が反応して脳血流が復活し、「おっと、寝ちゃった」と目が覚めるため、大事には至りません。

ところが、自律神経反射が遅延している65歳以上は、すぐに交感神経が反応せず、意識を回復することなく浴槽内に沈んでしまうのです。

さらに感覚機能の低下も、入浴中の死亡に関与していると考えています。温泉施設や銭湯で、ものすごく熱いお湯に平然と浸かっている高齢者がいますよね。あれは慣れや根性の問題ではなく、熱さに対しての感覚が鈍くなっているのです。ただ、熱さへの自覚が乏しいというだけで、体内はしっかり熱さを認知しています。そのため、高温によって血管が一気に拡張し、気絶してしまうのです。実際、入浴中に死亡した65歳以上の人の大半が、設定温度を高くしていたと報告されています。

このような危険を避けるには……

- 入浴前に食事や飲酒をしない。
- 脱衣所や浴室をあらかじめ暖かくしておく。
- 設定温度を高くしすぎず、入浴中は家族にこまめに声をかけてもらう。

急に怒って死ぬ

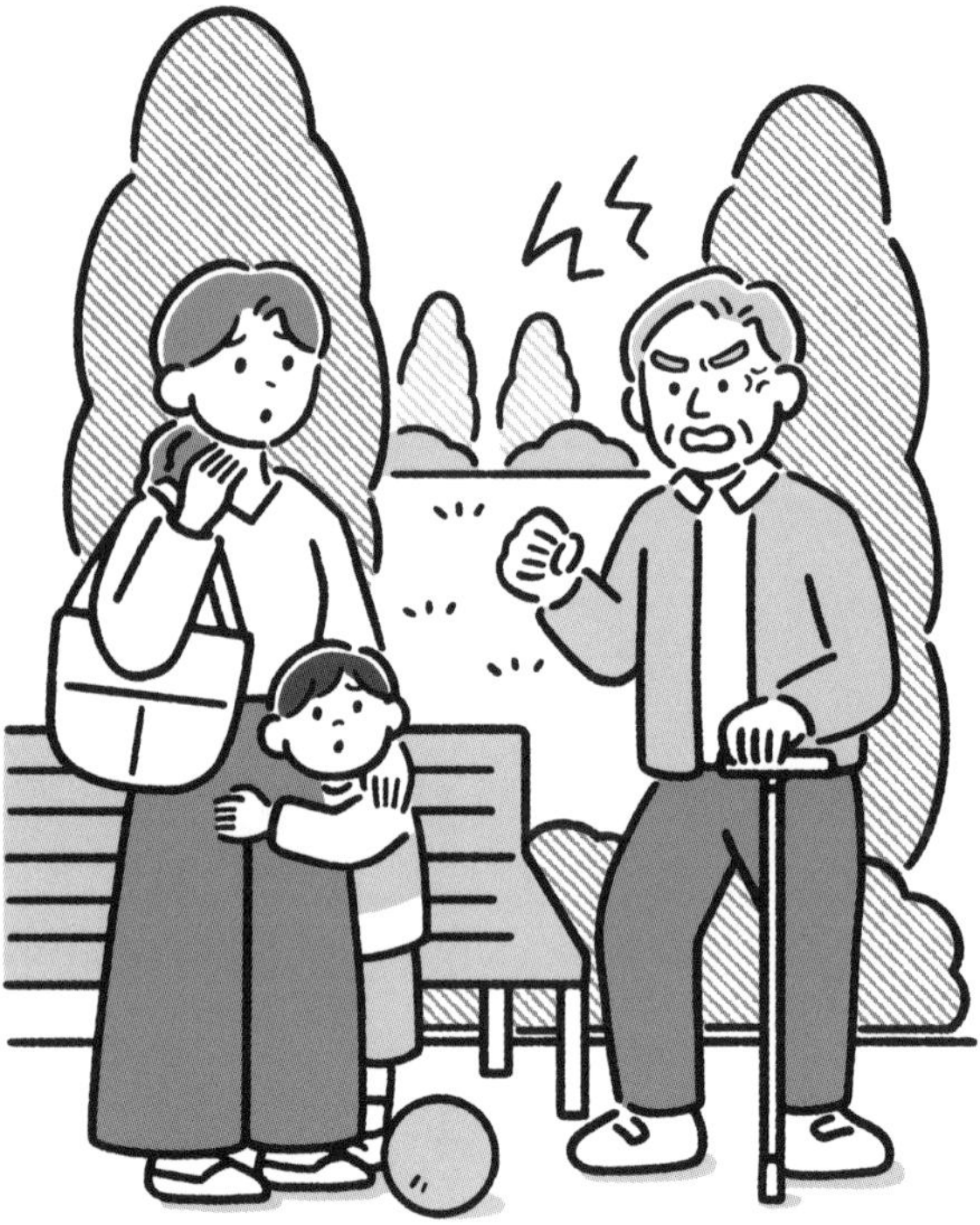

Keyword　高血圧性疾患

あなたの周りに、急に怒鳴ったり感情的になったりする高齢者はいませんか？「老害」や「クレーマー」などと揶揄されることもあるかもしれませんが、このような態度をとっていると、突然死の危険性が非常に高まります。

以前、些細《ささい》なことから怒鳴り散らした高齢者が心肺停止に至ったケースや、飲食店へのクレーム中にお年寄りが急死したケースを解剖した経験があります。これらの死亡は、高血圧に起因した疾患に由来していました。

年齢とともに血圧が上昇する最大の理由は、血管が硬くなるからです。同じ量の血液が流れる場合、血管が柔らかければ血液の圧をうまく逃がすことができますが、血管が硬くなると血管内の圧は相対的に高くなります。

このような状態を「動脈硬化症」といい、主に生活習慣に由来しています。特に脂質や塩分の多い食生活、喫煙などによって徐々に重症化するのです。

この「動脈硬化症」が問題なのは、無症状で進行するにもかかわらず、血液の通りが悪くなることで、二次的に心臓にも負荷がかかることです。

血液が通りにくくなると、心臓はより多くの血液を送り出そうとして筋肉が厚くなり、「心肥大」という状態になります。その結果、血管内を通過する血液の摩擦《まさつ》は増え、血管の壁への負担が大きくなって動脈硬化症を増悪させます。

このように、「動脈硬化症」と「心肥大」が悪循環となって、高齢者の血圧は知らずしらずのうちに高くなっていき、心臓への負荷も大きくなっていくのです。

ちなみに、高血圧の治療として降圧薬が処方されることがありますが、これは高血圧によって生じる疾患の予防だけでなく、この悪循環を断ち切ることに一役買っています。ですから、降圧薬が処方された場合は、適切に服用することが重要です。

"老害"はこうやって生まれる

ところで、歳を重ねると感情的に怒りっぽくなる場合がありますが、これも老化が影響しています。

歳を重ねると、若年者に比べて人生の経験値が高まり、自信を過剰に持つようになるため、会話においても自分のことを優先しやすくなります。一方で、視力や聴力の低下がこれまで培ってきた経験や自信を低下させ、周りの話についていけない疎外感から、悪口を言われているような感覚にも陥るわけです。

怒鳴り散らすなどして攻撃性が高まると、血管が収縮して脈拍が速くなります。いわゆる「頭に血が上る」状態ですが、動脈硬化症や心肥大がある場合は、血液がうまく循環しなくなり、心筋梗塞などを引き起こす可能性があります。

また、脳に動脈瘤《りゅう》が形成されていた場合、破裂することで「くも膜下出血」や「脳内出血」を発症することもあります。

このように、感情的になって突然死する高齢者の多くは、高血圧にもとづく疾患が原因であることが多いのです。

このような危険を避けるには……

- 定期的な通院で診察を受ける。
- 周囲の人は高齢者の特性を理解し、優しい言葉でテンポを遅くして会話する。
- 豊富な経験を有している高齢者にリスペクトの精神を持って接する。

性行為で死ぬ

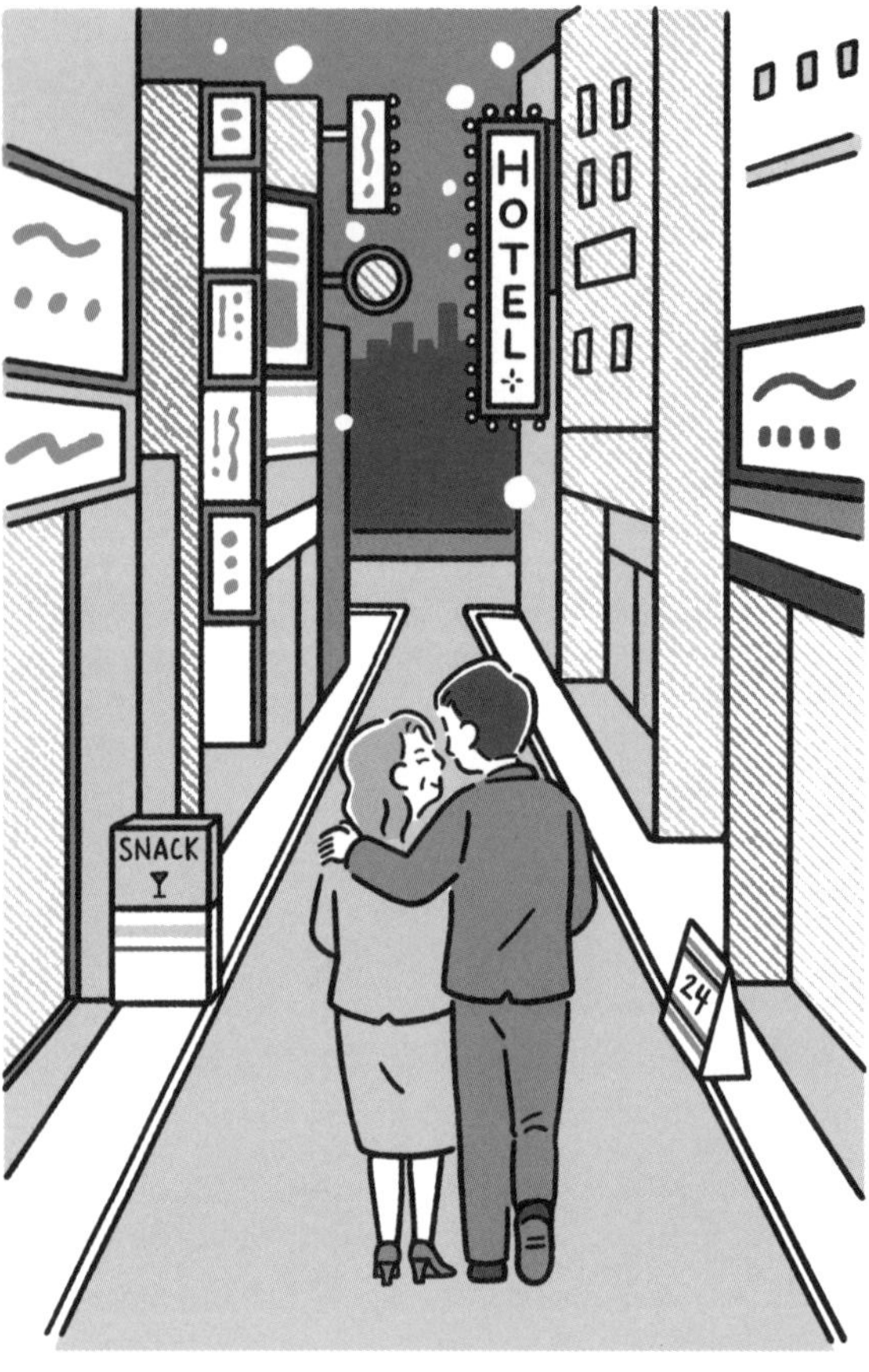

Keyword | 心臓性突然死

「腹上死」という言葉をご存じでしょうか。

これは性交渉中に死亡することの俗語ですが、法医学の分野を世に広めた功労者でもある、大先輩の上野正彦《まさひこ》先生も研究していたテーマです。

腹上死は突然死全体の0・6〜1・7％を占めるという報告もあるようですが、日本国内の割合は正確には把握されていません。一部の論文では、腹上死の75％が不倫関係にあったと報告されていますが、これまでの私の解剖経験では、高齢者による非常に若いお相手との性交渉時、そして、近年認可された勃起《ぼっき》不全治療薬「バイアグラ」の服用時が目立つ印象があります。

腹上死が「腹の上で死ぬ」ことを指すため、男性が「正常位」での性交渉時に死ぬことだと思っている方も多いようですが、正常位以外でも、また、男性でなく女性が死亡する場合も「腹上死」と表現します。

さらに、今回は高齢者に焦点を当てて解説しますが、若年者でも発生する可能性があることを理解していただきたいと思います。

性交渉は、男性の場合、肉体的に陰茎《いんけい》の勃起と射精という一連の流れで行なわれます。

勃起から射精までの過程は、自律神経の副交感神経から交感神経への切り替わりが俊敏に起こる反射によって行なわれるため、全身にも負荷がかかる行為です。そのため、射精の際に心筋梗塞などの虚血性心疾患、くも膜下出血や脳内出血などによって死亡することがあります。経験上、腹上死の多くは射精後に起きていることが多いことからも、自律神経の過剰な反射が大きく関与していると考えています。

また、これは性交渉だけでなく自慰行為でも発生します。アダルトビデオを流したまま下半身だけ裸の状態で死亡しているケースを解剖することも、多々あります。

「えっと……旦那さんは性行為中に亡くなりました」

ちなみに、高齢者が性交渉中に死亡した際、私たち法医学者にとって最も厄介なのは、ご家族への説明です。

パートナー同士での性交渉中の死亡であれば近親者の方々の悲しみに配慮するのみなのですが、内密のお相手との性交渉中に死亡した場合は、ご家族への説明に苦慮します。保険金や遺産相続が絡んだ裁判に巻きこまれることもありました。

歳を重ねると、勃起力は低下します。それでも性的活力の高い人は、バイアグラに代表される勃起不全治療薬を服用して性交渉を行ないます。

高齢者がバイアグラを服用して、性交渉中に死亡するケースは増えています。

このような場合では、もともと高血圧や心疾患を有していて、降圧薬を服用している人が多く、バイアグラを併用することで急激に血圧が低下し、急性脳梗塞などで死亡していることが多いようです。

バイアグラによる腹上死は、用法・用量を守って服用することで防ぐことが可能です。お医者さんや薬剤師さんの指導には、必ず従うようにしましょう。

⚠ このような危険を避けるには……

- 過剰な性的興奮を伴う性交渉は避ける。
- 異常を感じたらすぐに連絡が取れる環境で性交渉を行なう。
- 勃起不全治療薬と降圧薬を併用しない。

トイレできばって死ぬ

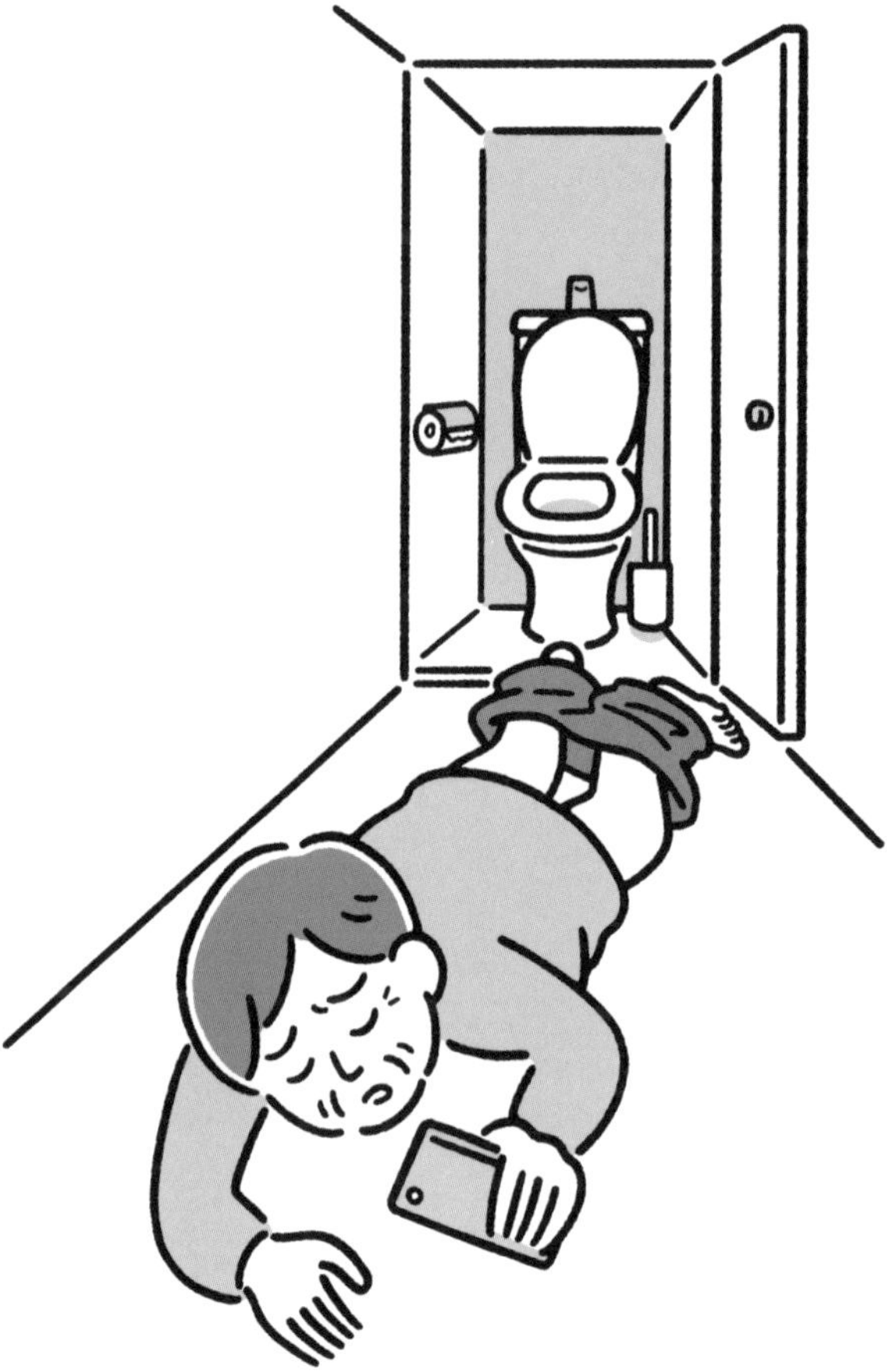

Keyword　脳血管系疾患

「高齢者が、自宅のトイレから出たところの廊下に、下半身裸の状態で死んでいるのを家族が発見しました」

警察からこうした検案依頼の連絡を受けて、現場へ行く機会は少なくありません。

「うつ伏せの体勢で、手に携帯電話を握りしめていました」

といった現場の状況もよく報告されます。

またこのような状況のとき、便器内に用を足した痕跡《こんせき》がない、もしくは用を足していても少量だけ、という点で共通していることが多いです。

ところで、人は死亡すると心臓の停止に伴って血液の循環が停止し、重力に従って体内の低い位置に血液が移動します。仰向けに亡くなった方であれば背中に、うつ伏せで亡くなった方であれば胸や腹部あたりに体内の血液が溜まるわけです。

溜まった血液は外表から観察することができますが、これを「死斑」といいます。

死斑が出ている部位や色調、発現の強さを観察することで、死後の経過時間だけでなく、死亡状況や死因を判断することができます。特に、死斑の色調が赤黒く、濃く発現している場合、病死であれば脳血管系疾患、いわゆる「脳卒中」が強く疑われます。

先ほどのようなトイレから出た状態で亡くなっている人は、死斑が顔面や身体の前面に赤黒い色で濃く発現していることが多いのです。また、ご遺体をつぶさに観察すると、膝に擦りむいたような痕《あと》が確認できることがあります。

現場検証をした警察からすると、助けを求めているように見えるので事件性を疑いたくなるようですが、私たち法医学者は「脳血管系疾患による病死ですね」とアッサリ判断することになります。

ご遺体の膝に傷ができる理由

歳を重ねると副交感神経の反射が弱くなり、腸の動きが悪くなります。そのため、便が腸に留まる時間が長くなって便が硬くなり、出にくくなります。

さらに本来であれば、便が直腸《ちょくちょう》という器官に到達すると、直腸の神経が反応して大脳を刺激し便意を感じますが、これも感じにくくなります。加えて、排便するときに必要な腹筋や肛門の筋肉の働きが弱くなるため、便を押し出しにくくなります。

また生活習慣病によって、腸に向かう血管に動脈硬化症が生じると、余計に腸の動きが悪くなり、便秘になってしまいます。

このような理由から、高齢者はトイレで長い時間「きばる」のです。

きばれば血圧は上昇し、脳血流が増加。これにより、動脈硬化の進行によって脳に形成されていた動脈瘤が破裂して、脳血管系疾患を起こすことがあります。

なお、脳血管系疾患を発症すると激しい頭痛に襲われますが、すぐに心臓停止や意識消失には至りません。頭痛に耐えながらトイレから這いずり出て、携帯電話で助けを呼ぼうとして倒れこむので、ご遺体の膝に擦りむき傷ができるわけです。

日常的に使用するトイレも、高齢者にとっては突然死しかねない場所であることを理解して、用を足すときには気をつけてほしいですね。


このような危険を避けるには……

・食物繊維が含まれる食事など、便通がよくなる食生活を心がける。
・家族は高齢者が便秘になりやすいことを理解する。
・便通が悪い場合には医師に相談し、適切な処方を受ける。

風邪をこじらせて死ぬ

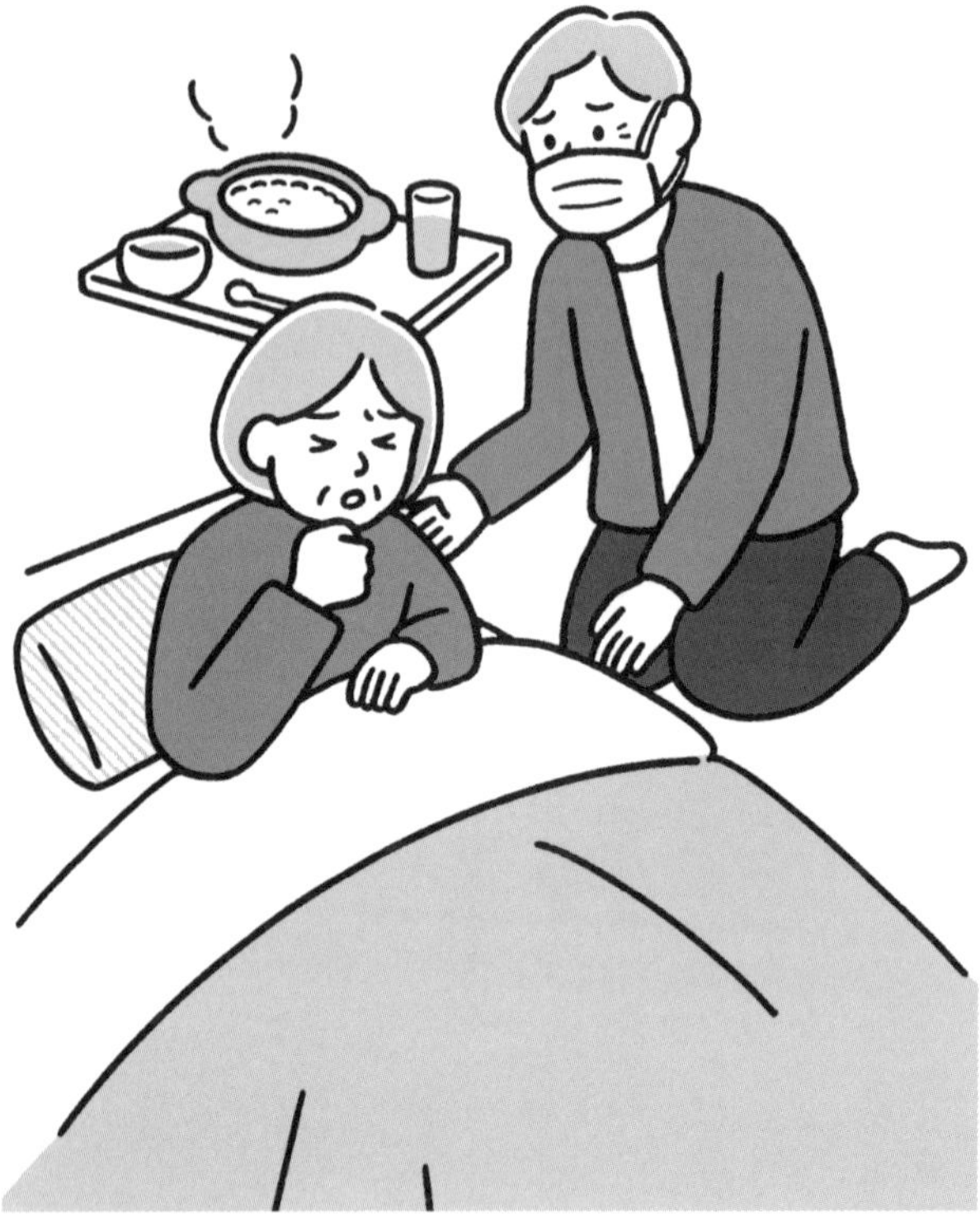

Keyword　就下《しゅうか》性肺炎

検案や解剖の依頼でよくあるのは、
「数日前からほぼ寝たきり状態の高齢者が、布団の中で亡くなっているのを家族が発見しました」
というケースです。詳しく話を聞くと、「それまで比較的元気に過ごしていたが、数日前に風邪をひいてからほぼ寝たきりだった」とか「ごはんも食べなくなって衰弱していたようだ」といった話が出てきます。

冬場は、年齢問わず風邪が流行ります。特にインフルエンザウイルスによる感染は、高熱や関節痛などの症状を引き起こすので病院を受診することも多いはずです。また世界的に大流行した新型コロナウイルスによる感染は、特に糖尿病など、持病のある高齢者が重篤な肺炎を引き起こして亡くなることもあります。

そのため、亡くなる前に風邪をひいていたと疑われるケースでは、解剖検査中にインフルエンザウイルスＡ・Ｂと新型コロナウイルスの検査を必ず行ないます。

ところが、いざ解剖してみると、意外にも体内に常在している「黄色ブドウ球菌」や「大腸菌」などの細菌による気管支炎や肺炎が原因だったりするのです。

活動的に行動している高齢者は、まだまだ免疫機能も元気です。しかし、些細な病気やケガであっても、それを契機に寝たきり状態になると、免疫機能がガクッと低下します。すると、常に身体の中にいる細菌によって感染症を引き起こしてしまうことがあるのです。これを「日和見《ひよりみ》感染」といい、高齢者だけでなく、抗がん剤やステロイド薬など免疫機能を低下させるような薬を摂取している人にも起こり得ます。

高齢者の場合、寝たきりの状態では不衛生になりやすいことも、このような感染を引き起こす要因の一つになります。特におむつをすると、自身の便の中に潜む大腸菌が悪さをするのです。

警察が「事件性あり」と誤解してしまうことも……

ちなみに、このようなケースの検案や解剖の依頼があった際、まれに警察から「高齢者虐待が疑われます」との報告を受けることがあります。

警察からすると、亡くなった高齢者がやせていて、擦過傷のようなものが体表面にあることが多いため、家族からネグレクト（介護放棄）を受けた、もしくは暴行などの身体的虐待を被ったという可能性を否定できないわけです。

一方、私たち法医学者からみると、やせているのは寝たきり状態で食欲が低下したからであり、当然だと判断できます。

また擦過傷のようなものは、高体温で布団の中にいて、汗などで湿った環境にあったことから、皮膚をひっかいたことや「床ずれ」（体重で圧迫された部位にできる傷）になりかかったものだと推測します。

現場を確認してから、警察に「寝たきりになる前に風邪をひいていませんでしたか？」と質問すると、「おっしゃる通りです」と返ってくるので、風邪をひいたことを契機として亡くなったと判断することになるのです。

このような危険を避けるには……

- 高齢者の場合、風邪だからと甘く考えず、速やかに医療機関を受診する。
- 長期間寝る場合には、寝具をこまめに交換する。
- 部屋の換気と掃除をこまめに行なう。

こたつで死ぬ

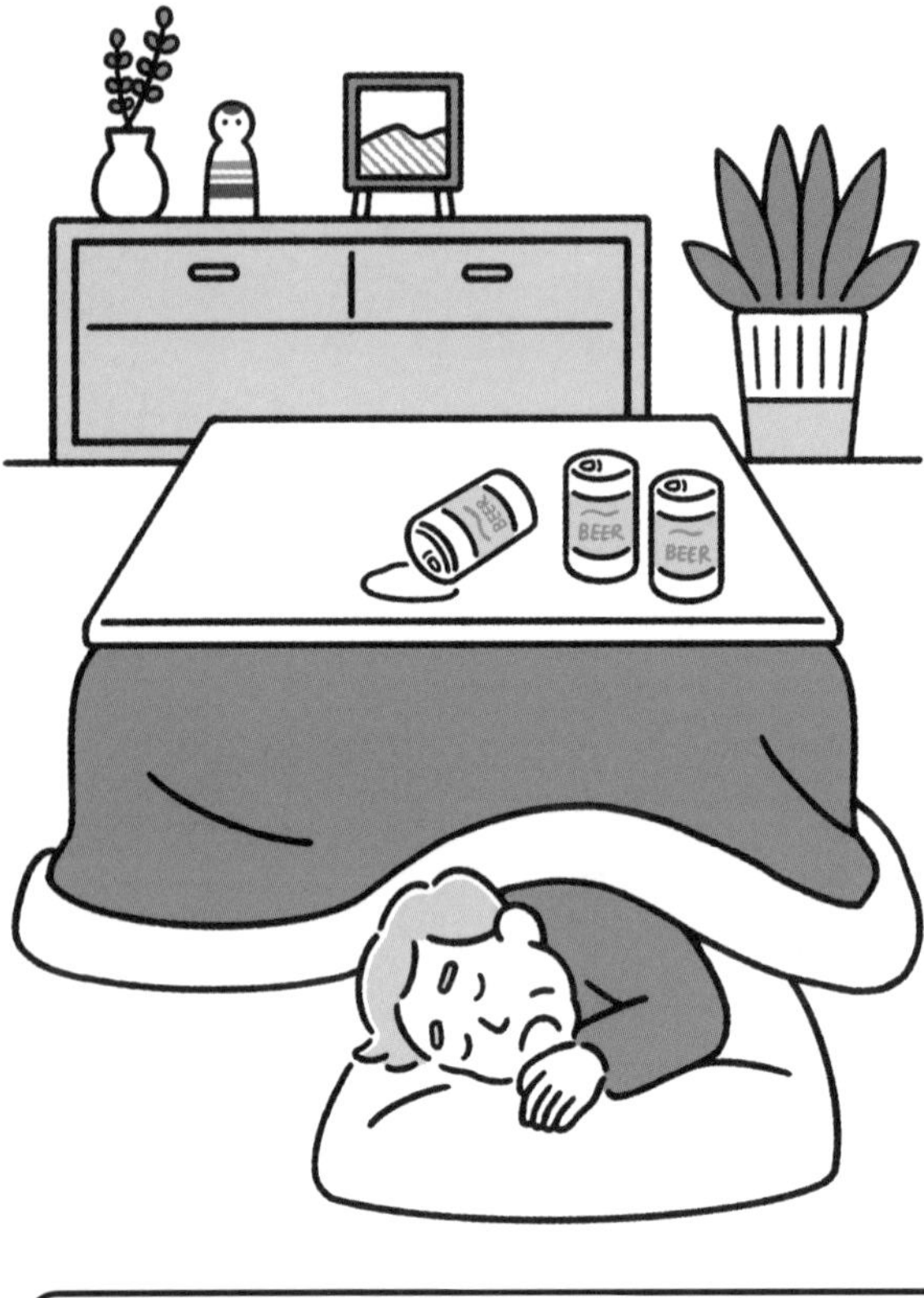

Keyword　心筋梗塞、脳梗塞

寒い季節、こたつに入ってぬくぬく過ごす至福のひととき……。ついウトウトと寝落ちしてしまうのも仕方ありませんよね。家族から「風邪をひくよ」「やけどするよ」と声をかけられても、なかなか起きられないものです。

それもそのはず。実はこのとき、下半身が温められていることで身体の血管は拡張し、相対的に脳血流が低下するため、「気絶」に近い状態になっているのです。そして、「そのまま寝ていると風邪をひく」というのも決して大げさな話ではありませんし、なんと、こたつに入ったまま亡くなってしまうこともあります。

よくある事例は、寒い冬の夜、外食や飲酒をして帰宅し、部屋の暖房をつけずにこたつに入る……。そして翌朝、寝ているような体勢で死亡しているのを発見されるケースです。突然死と同じ扱いなので、現場に到着した救急隊から警察に連絡が入ります。そこで、やけどのように下半身の皮膚がタダレていることが発見され、「火傷《かしょう》死《し》」が疑われて解剖になる機会も少なくありません。

このようなケースの大半は、やけどは長時間こたつに入っていたためにできたものであって、死因は「脳梗塞」や「心筋梗塞」と判断されます。

こたつが「凶器」に変わるとき

一体なぜ、「こたつでの寝落ち」が死につながるのでしょうか。

まず、こたつに長時間入っていると、発汗と呼吸によって脱水状態になりやすくなります。この脱水状態が続くと、血液がドロドロになってしまうのです。前述してきたように、高齢者には動脈硬化症が進行している人が多いため、ドロドロになった血液は血流を悪くしたり、血管を詰まらせたりします。

そして、脳の血流が悪くなると「脳梗塞」に、心臓の血流が悪くなると「心筋梗塞」になってしまうわけです。

また、室温が低いことも死の危険性を高める一因と考えられます。

下半身はこたつで温まって血管が拡張しているのに、頭や上半身は冷えて血管が縮こまっている……。いわゆる27ページで紹介した「ヒートショック」の状態になるのです。こたつの中と外の温度差が激しければ激しいほど、死ぬ危険性は高まります。

さらに、血流が悪くなる以外にも、冒頭でお話ししたように、こたつに長時間入ることで「風邪をひく」「やけどする」ことも、重症化すれば死につながります。
ひとたび脱水症状になると、粘膜などの水分も少なくなるため免疫力が低下し、風邪をひきやすくなります。また、こたつによるやけどは、自覚症状の乏しい「低温やけど」であるため、気づいたときには深い傷を負っている可能性があるのです。

いずれにしても、こたつによって身体に支障が出るときは「重症化するまで自覚症状がない」ことが特徴です。
間違った使い方をしてしまうと、身体にさまざまな悪影響を与えることを知っていただき、ぜひ安全に利用してください。

このような危険を避けるには……

・こまめに水分を摂る。
・こたつの設定温度を下げる。
・部屋自体も暖めて温度差をなくす。

扇風機で死にかける

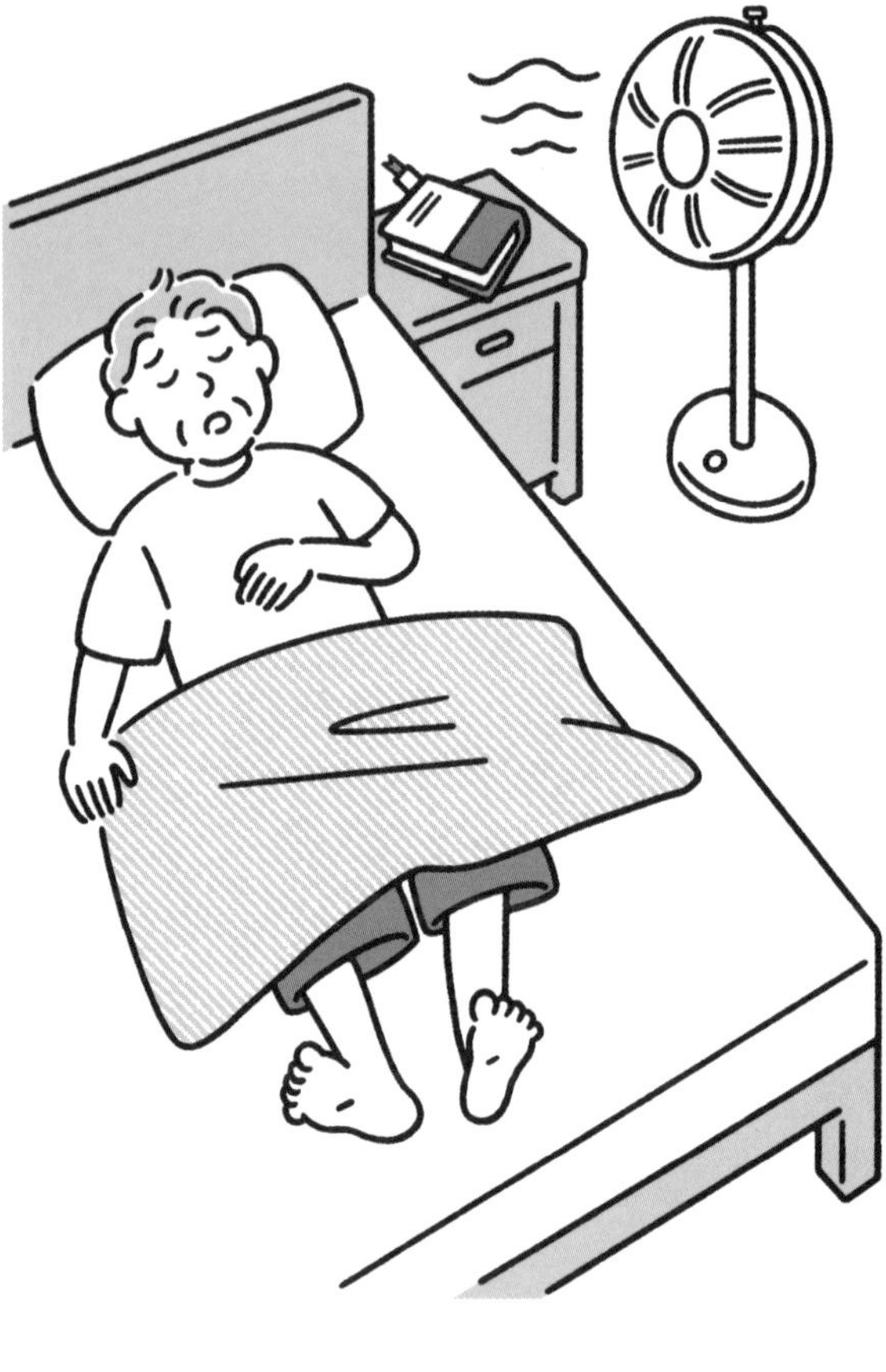

Keyword | 脱水、低体温症、血管系疾患、顔面神経麻痺

暑い季節の必需品とも言える扇風機。最近では、換気や空気循環のために暖房をつけた冬場の室内でも、サーキュレーターとして使用されます。また、洗濯物を部屋干しするご家庭なら、一年中稼働していることでしょう。

この便利な扇風機ですが、「当たったまま寝ると死ぬよ」と言われることがよくあります。調べてみると、日本国内では1970～1990年ごろまで、「扇風機をつけっぱなしで寝た人が心臓麻痺《まひ》で死んだ」とか「扇風機が殺人した」といった新聞報道があったようです。

しかし、実は完全なる都市伝説で、その真偽は定かではありません。

実際に私たち法医学者も、つけっぱなしの扇風機に当たったまま死亡した方の検案や解剖を行なうことはあります。もっとも、そういうケースのほとんどは、扇風機の風と死因に因果関係を見出せません。

では、なぜ「扇風機の風に当たり続けると死ぬ」とまことしやかに言われるのか。

私が思うに、風が当たり続けることで「水分を失って脱水状態になる」「体温が奪われて低体温症になる」など、一見医学的に正しそうな理論にもとづいているからでしょう。

扇風機をつけっぱなしにし、身体に風が当たった状態で死亡していた人を解剖すると、その多くは「心筋梗塞」や「脳梗塞」などが死因となっています。

これらの疾患が扇風機のせいかどうか、解剖所見からは判断することができません。脱水症状を起こして血液がドロドロになり血管が詰まりやすい状態だったと推測することはできます。風呂上がりに身体が濡れたまま扇風機の風に当たって寝落ちして、低体温症になった可能性も十分考えられます。しかし、どれも医学的に証明することは難しいのです。

扇風機の風で「顔が麻痺」する!?

ただし、死因とのつながりを医学的に証明できないからといって、扇風機の風に直接、長く当たり続けることはおすすめしません。死ぬことはないでしょうが、扇風機使用の弊害と考えられる疾患がないわけではありません。

たとえば「顔面神経麻痺」。

これは、顔の筋肉を動かす作用を司《つかさど》る顔面神経が麻痺して、顔の動きが悪くなる疾患です。顔面神経麻痺の原因には、ウイルスや糖尿病などさまざまなものがあるのですが、発症要因の一つに「扇風機の風に当たること」があります。

もともとその病気にかかりやすい素質を持っていた人が、扇風機の風を顔に当て続けたことで発症したという例は多いのです。

「過ぎたるは及ばざるがごとし」といいますが、何事もやりすぎはよくありません。医学的に死因との因果関係が証明されていないからといって、扇風機の風が当たり続ける状態で寝落ちしてしまうようなことがないように、日頃から気をつけておきましょう。

このような危険を避けるには……

・扇風機の風を長時間、身体に当て続けない。
・身体が濡れた状態で扇風機を使用しない。
・特に、顔には直接風を当て続けない。

受診する病院を間違えて死ぬ

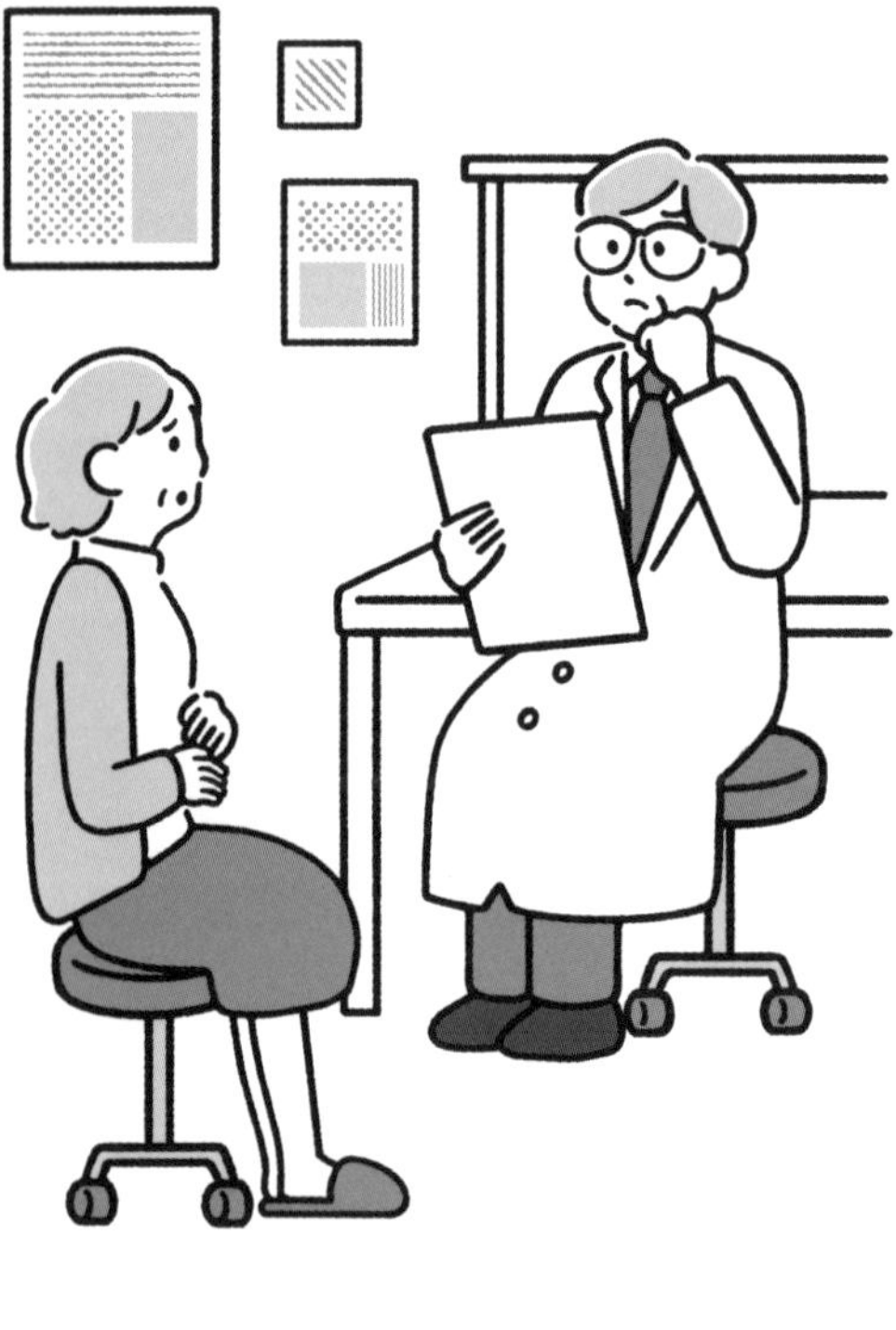

Keyword　心筋梗塞

とある症状で病院を受診し、薬を医者から処方されて症状が緩和したにもかかわらず、帰宅後に亡くなってしまった高齢の方を、しばしば検案や解剖することがあります。なぜ、そのようなことが起こるのでしょうか？

それは、受診する病院を間違えてしまうからです。

代表的なケースを二つ紹介しましょう。

一つは「左肩や左腕が痛い」という症状。

本人は「庭いじりをしすぎたかな？」などと思い、近所の整形外科医院を受診します。そこでは「筋肉痛」や「肉離れ」といった診断を受け、処方された湿布や痛み止めの薬を服用すると痛みもなくなって、「治った」と安心する……。そして翌朝、布団の中で冷たくなったご遺体として発見されてしまうのです。

このようなケースを解剖すると、心臓に血液を供給する冠状《かんじょう》動脈のうち、心臓の左脇を通る血管が詰まったことによる「心筋梗塞」だと判明することがあります。このように、原因は心臓であるにもかかわらず、「放散痛」として、左肩や左腕に痛みを感じることがよくあるのです。

つまり、心臓の放散痛を本人が筋肉痛と誤って認識し、整形外科など心臓専門以外の病院を受診したことで、心筋梗塞とわからず亡くなってしまうわけです。

その〝勘違い〟が命運を分ける

もう一つは「胃がムカムカして痛い」という症状。

「昨日脂っこいものを食べたせいか、胃がムカムカするな」と思い、近所の消化器内科クリニックを受診すると、「ウイルス性胃腸炎」とか「逆流性食道炎」などと診断を受けることがあります。そして、胃薬や痛み止めの薬を処方されます。

薬を服用するとムカムカや痛みは治まりますから、本人はほっとするでしょう。しかし翌朝、こちらも布団の中でご遺体として発見されるのです。

解剖すると、冠状動脈のうち、心臓の前を通る血管が詰まったことによる「心筋梗塞」であったと判明します。

この場合、心臓の下部分はお腹との境目である横隔膜と接しているため、心筋梗塞であるにもかかわらず、胃がムカムカするなどの症状が出るわけです。

しかし、消化器内科では、胃のムカムカや痛みを心筋梗塞からくるものとは判断しづらいでしょう。心臓は専門外だからです。

これまでの事例にも出てきたように、心筋梗塞を中心とした虚血性心疾患は、突然死の原因として最も多い疾患です。症状が出ている時点で適切な医療を受ければ、未然に死を防ぐことが可能な場合もあります。

受診する病院を間違えたがために亡くなってしまうことは、本人やご家族だけでなく、医療側も無念のひとことに尽きます。症状と疾患との正しい関連性が、社会的に広く認識されるよう願っています。

このような危険を避けるには……

・安易な自己診断を行なわない。
・気になる症状の場合は、総合診療医の診断を受ける。
・左肩や左腕の痛み、胃のムカムカや痛みは心筋梗塞かもしれないと疑う。

症状を放置して死ぬ

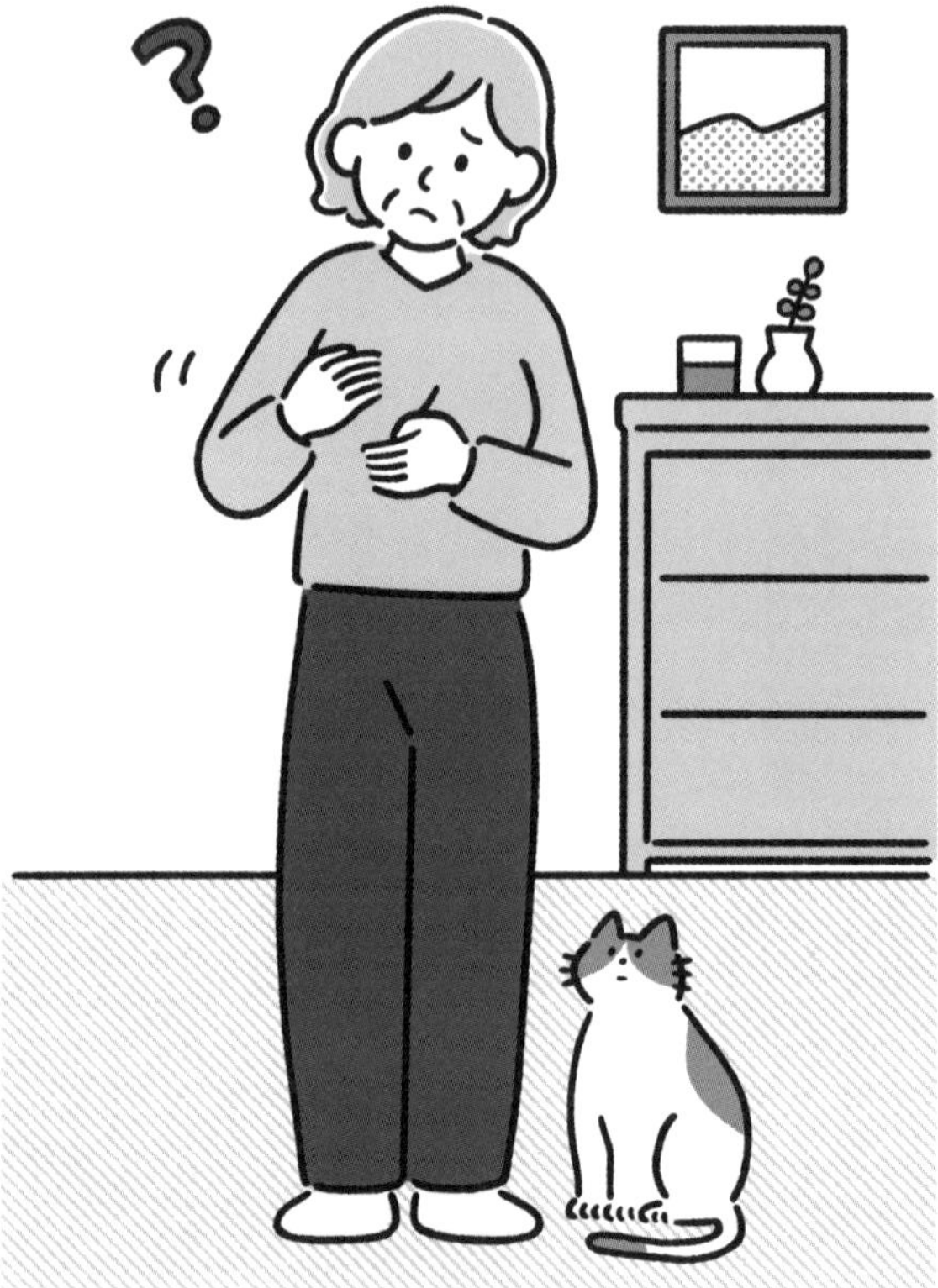

Keyword | 乳がん

「胸に広範囲のタダレがある高齢女性が、病院に搬送されて死亡確認されました」

「病院の医師も見たことがないような皮膚のタダレがあって、病気かどうかわからないと言っています」

まれに警察から、このような検案要請があります。


詳しく話を聞くと、家族と一緒に普通に生活してきたが、朝起きてこないのを心配し見に行ったところ、布団の中で意識がない状態でいるのを発見され、救急車を要請。駆けつけた救急隊員が確認したところ、自分で貼付《ちょうふ》したと思われるガーゼがたくさん胸に貼ってあり、これを剝《は》がすと皮膚が広範囲にタダレていたというのです。

搬送先の病院では、栄養状態が悪く、極度の貧血や脱水もあって、蘇生術を施すも心拍が再開せずに死亡を確認。死因がわからないため検案要請になったとのことでした。医師にとっては、これまで見たことがないような胸の皮膚のタダレなので、やけどなのか、感染症なのか、それとも未知の疾病なのか判断がつきません。

一方、私たち法医学者はこうした一連の情報で、おおむね死因が判明します。検案に赴《おもむ》いて実際にご遺体を観察すると、非常にやせていて、胸の広範囲に皮膚の

「壊死《えし》」や「潰瘍《かいよう》（えぐれたような傷）」があり、乳房は欠損して周囲の皮膚が引っ張られた状態になっていることが多いです。さらに、首や鎖骨《さこつ》の周囲に硬く腫れた状態のリンパ節が認められます。

私たちはこれらの所見から、死因を「リンパ転移を伴う末期の乳がんにもとづく悪液質（低栄養）」と判断するのです。

見逃さない、ごまかさない、放っておかない

一般的に乳がんというと、胸のしこりに本人が気づいたり、検診で見つかったりすることで病院を受診するというイメージがあるでしょう。臨床現場の医師が接するときも、患者さんにはまだ乳房があって、検査で内部に腫瘍《しゅよう》が見つかる段階であることが多く、放置された末期状態の乳がんを診ることはありません。

ところが、世の中には乳房のしこりに気づいても、羞恥心《しゅうちしん》や多忙を理由に病院へ行かない人も一定数いるのです。治療を受けずにいると、がんが大きくなって周囲の組織を破壊し、最終的には広範囲の皮膚まで侵食します。

法医学者は、このような経緯で亡くなるケースをまれに見ることがあるので、末期の乳がんと判断することができるわけです。

本人は皮膚の壊死に気づいていたにもかかわらず、家族に迷惑をかけたくないからと内緒にしていた例もありました。ときどき家族から臭いを指摘されても、「昨日風呂に入らなかったからかな？」などとごまかして、生活していた人もいました。

乳がんは圧倒的に女性に多く、子宮がんは女性特有の悪性腫瘍ですが、発生部位が乳房や子宮のため、自覚があっても内緒にする人が多いことは事実です。

しかし、完治のためには早期発見が非常に大切。

自覚症状があれば、すぐに受診することをおすすめします。

このような危険を避けるには……

- 定期的な健康診断を受ける。
- 自覚症状があれば早めに受診する。
- 家族の異変に気づいたら受診を促してあげる。

歯が抜けて死ぬ

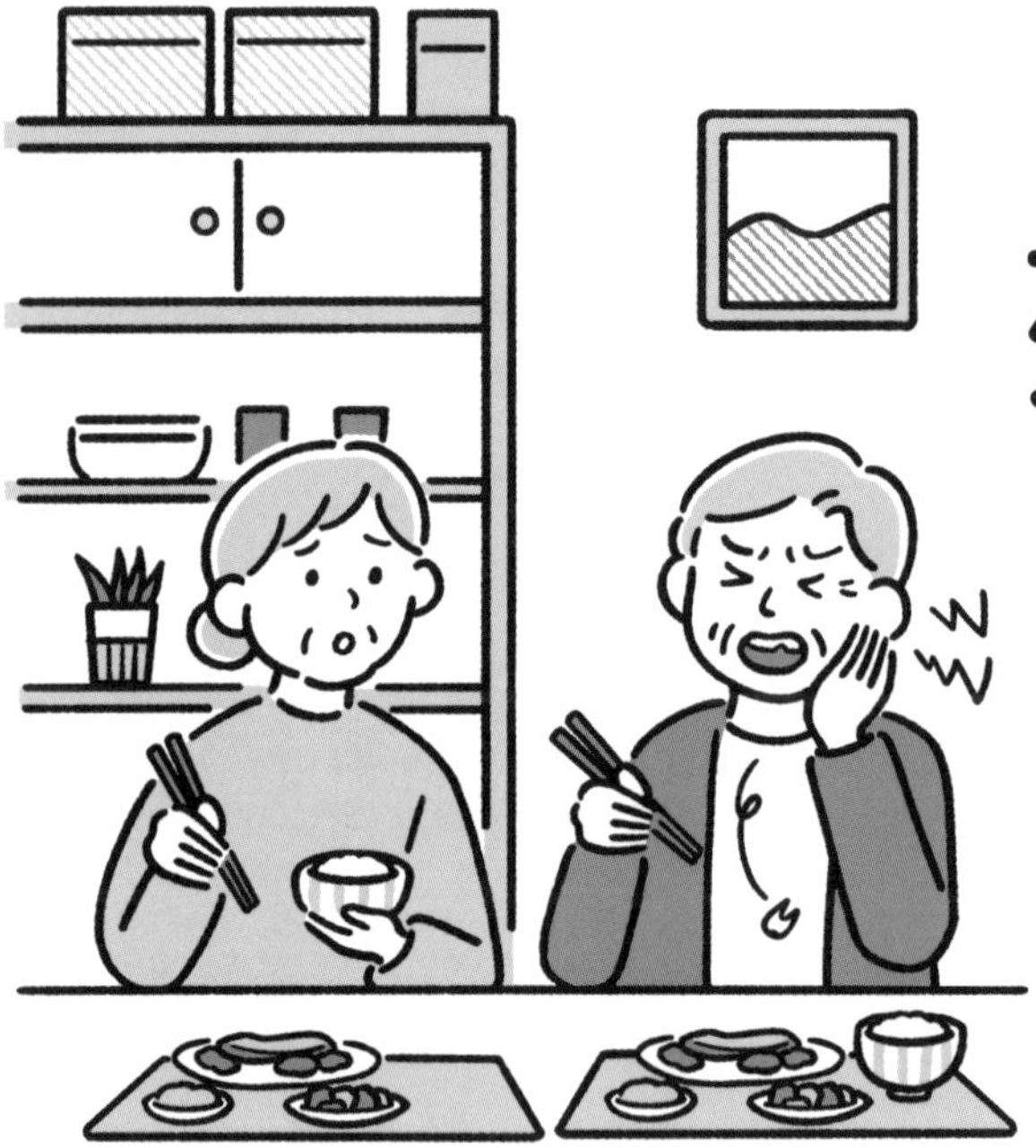

Keyword | 歯周病

法医学の分野の一つに、歯科法医学、もしくは法歯学と呼ばれるものがあります。ご遺体の身元確認が困難だった東日本大震災では、歯科医による歯科所見の確認によって、多くの被災者の身元が判明しました。

人は食事をするために、前歯を使って噛み切り、奥歯を使って咀嚼をします。多くのほ乳動物と同様、人は歯がなくなると生命維持が困難になります。

1989年、「80歳になっても20本以上自分の歯を保とう」という「8020運動」が、厚生省（現在の厚生労働省）と日本歯科医師会の連携で推進されました。20本以上の歯があれば食事ができ、健康寿命も延びると期待されて始まったのです。

この運動によって高齢者の残存歯の数は増加していますが、70歳以降になると、20本を下回っている人もいまだに多いのが現状です。

歯の二大疾患として、いわゆる「虫歯」と「歯周病」があります。どちらも日々のケアで予防することが大切ですが、特に歯周病は、高齢者にとっては思いがけない死因となることがあります。

歯周病は、歯と歯茎の間に細菌を多く含む歯垢《しこう》が蓄積することで、歯茎や骨が溶けてしまう疾患です。初期は歯茎が腫れる程度ですが、歯周炎になると本人が気づかないうちに骨が溶け、歯がぐらつき、最後は抜け落ちてしまいます。

そもそも、歯は人体の中で最も硬い臓器です。骨よりも硬いがゆえに、周りのほぼ肉や舌、骨、隣の歯によって支えないと、口の中に安定して置くことができません。そのため、歯周病によって骨が溶けてしまうと、支えがなくなり容易に抜けてしまううえ、一本抜けると続けて周りの歯も抜けていきます。

歯周病患者はアルツハイマー型認知症の発症リスクが1・7倍も高いと言われています。義歯も含め歯の残数が多い人は、認知症の発症や転倒の危険性が低いこともわかってきています。さらに、20ページでも紹介した「誤嚥性肺炎」を起こす細菌の多くは、歯周病の原因菌なのです。

まさに歯周病は、高齢者の生活の質や生命に関わる疾患だと言えるでしょう。

抜歯した後のケアを怠るな

また、まれに「感染性心内膜炎」という疾患で、高齢者が突然死することがあります。これは、心臓の弁に細菌の塊《かたまり》が形成され、弁の働きが悪くなって心不全を起こし、重症の場合は死亡する可能性もある疾患です。

この場合、亡くなった方が1週間ほど前に、歯周病などで抜歯したというケースがよくあります。亡くなる3日前くらいから息切れやめまい、発熱や倦怠感などの症状が出ていたという話もよく聞きます。こうした情報があれば、抜歯によって口の中の細菌が血流に乗り、心臓の弁に細菌の塊を形成させたと推察できるわけです。

私の経験では、抜歯に由来した発症者は中高年女性が多いです。もちろん、すべての「感染性心内膜炎」の原因が抜歯というわけではなく、必ずしも死に至る疾患ではありませんが、統計上、死亡する確率は4~20%と報告されています。

抜歯後は抗生剤を処方してもらうなど、適切な予防を心がけましょう。

このような危険を避けるには……

・日頃より適切な歯磨きを行ない、定期的に歯科検診を受ける。
・歯が抜けた場合には、義歯やインプラントを検討する。
・抜歯後に体調を崩したら、速やかに医療機関を受診する。

定年退職後に死ぬ

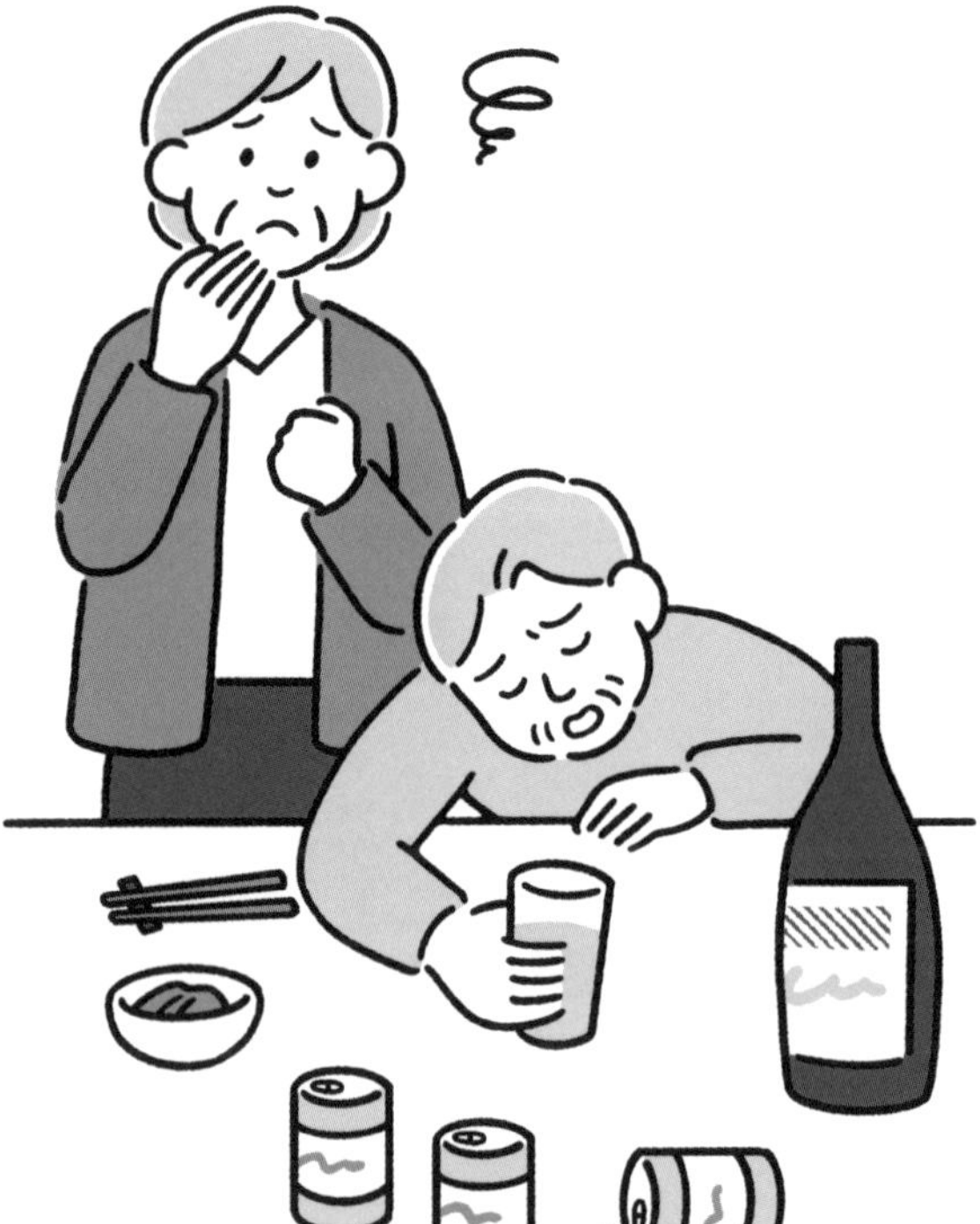

Keyword　アルコール関連死

高齢男性が、自室で黒っぽい血液を吐いて亡くなっているのが発見されました。

身体が黄色く、部屋に空になったお酒の容器がたくさんあれば、その状況だけで私たちは「アルコール性肝硬変《かんこうへん》にもとづく食道静脈瘤破裂」と判断します。

亡くなった人は「アルコール依存症」で、昼夜問わず飲酒していたのでしょう。こうして亡くなった人たちの部屋には、30年前は日本酒の瓶、25年前は日本酒の紙パック、20年前からは焼酎の大きなペットボトルに変わり、最近ではアルコール濃度の高いレモン割り缶チューハイが多く転がっているようです。

お酒に含まれるアルコール成分の多くは、肝臓で代謝されます。このとき、血管内の脂質もアルコールによって肝臓へと運ばれ、蓄積されて「脂肪肝《しぼうかん》」になり

アルコールを飲みすぎると、肝硬変になる

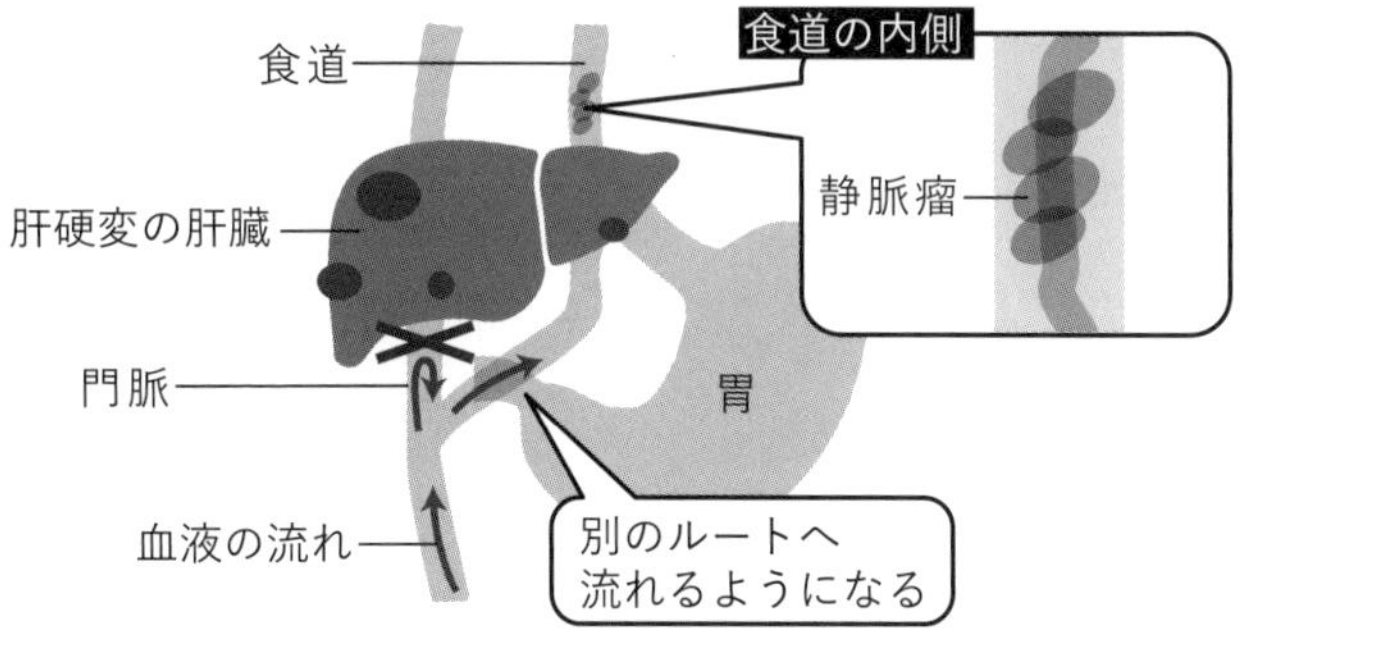

ます。溜まった脂肪組織は柔らかく壊れやすいので、肝臓はそれを補修しようと線維を増やして硬くなり、「肝硬変」となります。

すると肝臓を通る「門脈」という血管が通りづらくなって、血液が別の血管を迂回《うかい》するようになるのです。

その迂回先の一つが「食道静脈」という血管。本来血液量が多くない血管に多量の血液が流れ、瘤を作り、それが破裂し吐血する……というのが、食道静脈瘤破裂の典型的な亡くなり方と言えます（前ページ図版参照）。

寂しさに負けてしまって……

解剖の経験上、高齢男性がこうして亡くなる背景には、比較的共通する点があります。現役時代バリバリ働く会社員で、そこそこ高い役職についていたケースが多いのです。

しかし定年退職後、それまでの功績も人脈もなくなったうえ、家庭では邪険にされるなど肩身の狭い思いをする人もいるようです。

さらに、もともとプライベートの友人や趣味が少ないとなると、寂しさをお酒で紛らわすようになる場合も少なくありません。

お酒を飲んで暴言を吐いたり、暴力を振るったりしようものなら、ますます家族や友人は離れていき、さらに飲酒がすすむ……。こうしてアルコール依存症になる人が多くいます。

もともとお酒に強いかどうかは関係なく、飲み続けることで耐性がついて依存性が高くなり、飲酒量が増えていくのです。

アルコール依存症に陥ると、毎日お酒を多量に飲み続けることで、脂肪肝や肝硬変以外にも「膵炎《すいえん》」「アルコール性心筋症」「ウェルニッケ脳症」などの病気を引き起こしやすくなります。

突然死の原因としては、肝硬変や食道静脈瘤破裂が代表的で、なかでも食道静脈瘤破裂は、周囲に黒い血液を吐いた状況が認められるのが特徴です。

お酒には一時的にイヤなことを忘れさせ、多幸感をもたらす精神的効能はあるかもしれません。しかし、多量飲酒は肝臓だけでなく、脳、心臓、膵臓など全身各所に悪影響を及ぼします。また、感情にも抑制が利かなくなることで、家族に迷惑をかけ、下手すれば警察沙汰になることも珍しくありません。

寂しさに負けないためにも、生涯続けられる仕事や趣味を見つけ、充実した第二の人生が送れるように、定年退職の前から計画を練っておくことも大切です。

このような危険を避けるには……

- 定年退職後の人生設計を考える。
- 酒量が増えたことによる症状があれば、早期に受診する。
- そもそもお酒は、ほどほどにたしなむ。

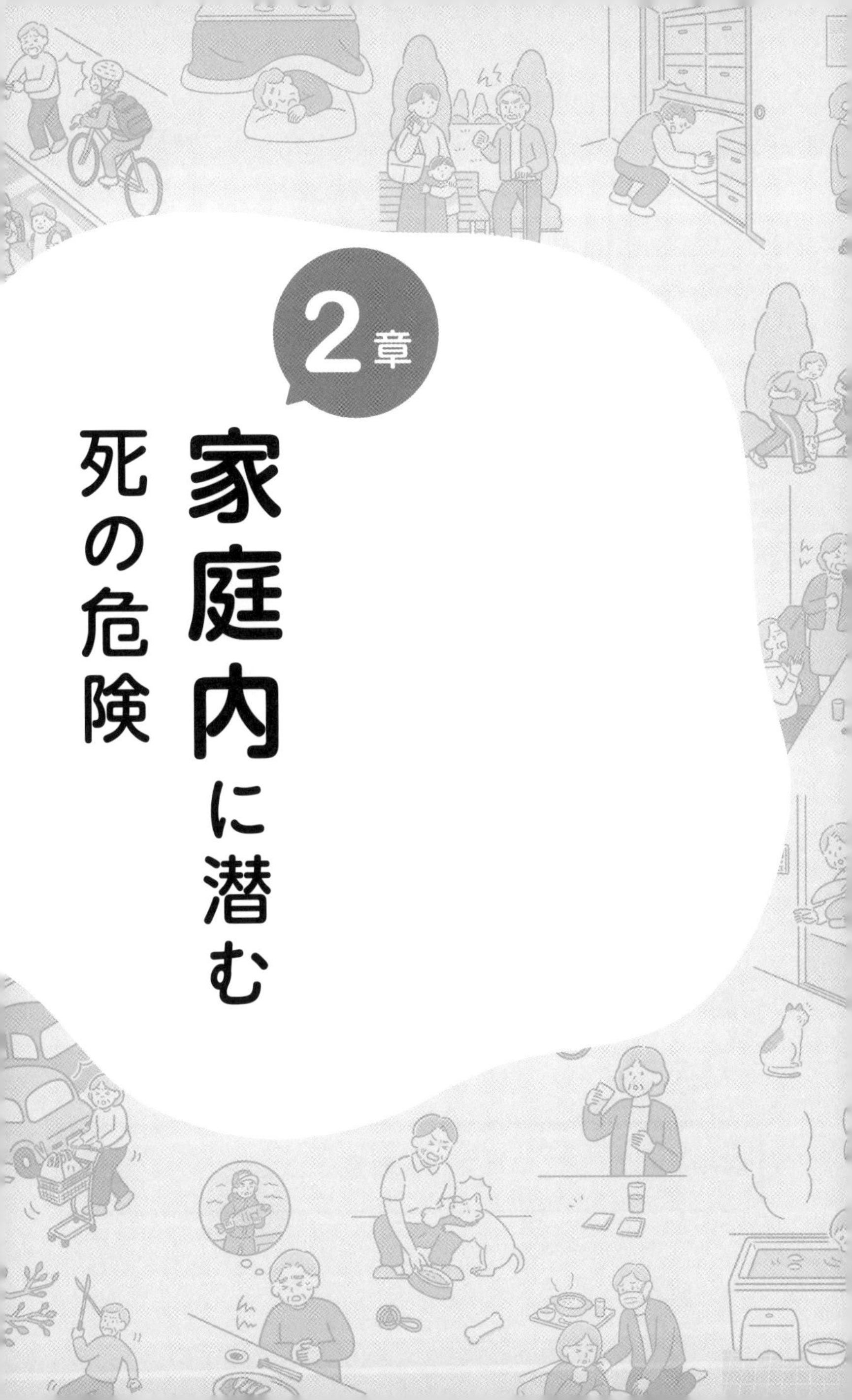

2章

家庭内に潜む死の危険

つまずいて死ぬ

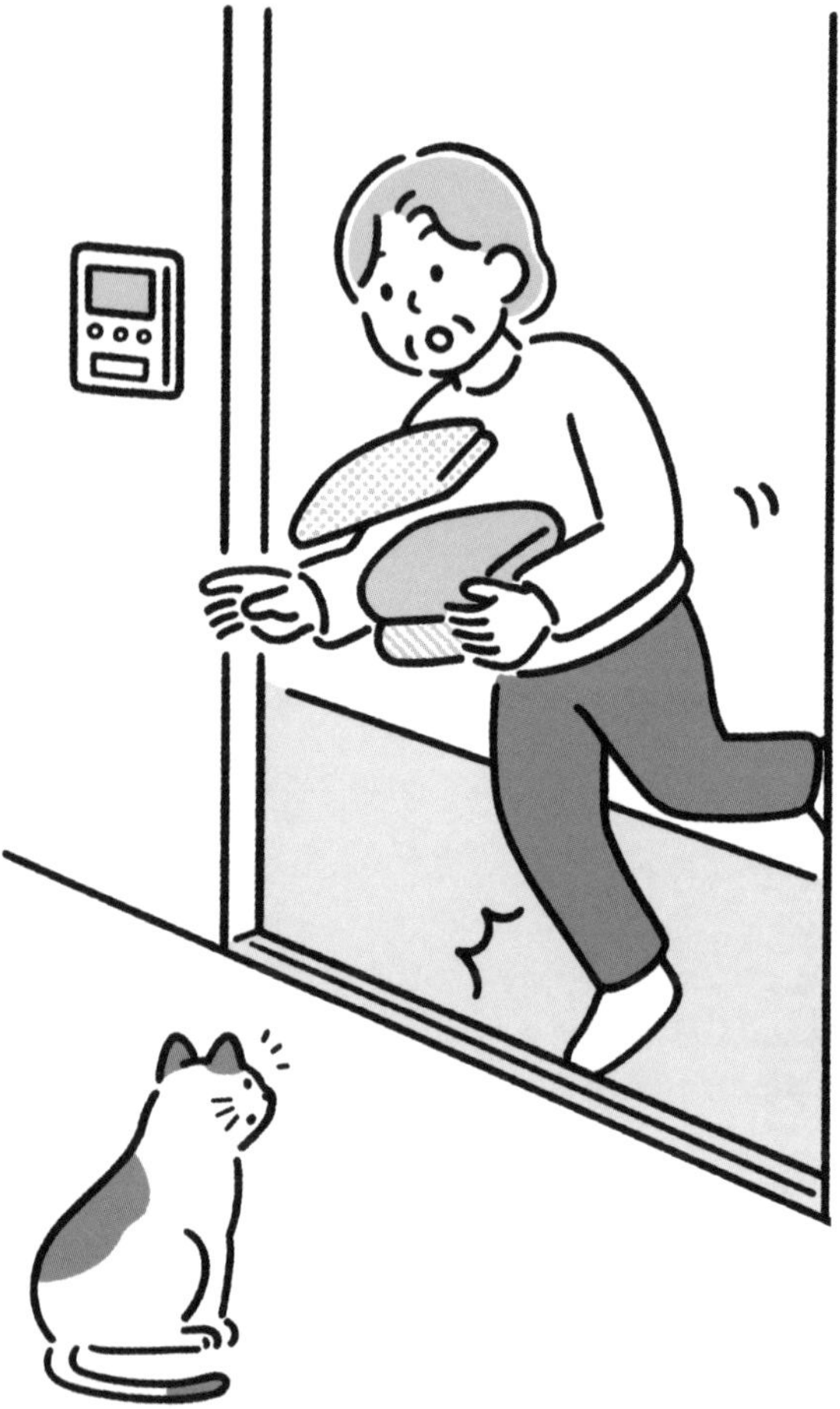

Keyword 下垂足

友人の整形外科医から「最近、足を骨折する高齢者が増えている」と聞きました。歩行中につまずき、太ももの付け根部分や膝付近の骨を折る例が多いそうです。

私たち法医学者は、高齢者が布団の中で亡くなっているケースに遭遇する機会が多くあります。死後に撮影したエックス線画像を見て太ももの付け根部分に骨折があれば、転倒によって動けなくなり、そのまま肺炎などを併発したため亡くなったのだと判断することになります。

このとき、骨折部位の近くの皮膚に傷がなく、骨折部位とは離れた膝などに擦過傷や皮下出血が認められる場合、転倒して床や路面に膝をぶつけたことで太ももの付け根部分を骨折した、と判断できます。

骨密度が低下している高齢者は、日常生活でつまずくだけで、簡単に骨折してしまうので注意が必要です。

歳を重ねると、スネやふくらはぎ、足裏などの筋力が低下し、足のつま先が下がりがちになります。これを「下垂足《かすいそく》」といい、歩くときに足を前に出すとつま先が引っかかりやすく、段差のない場所でも、つまずいて転倒してしまうのです。

さらに、つまずき転倒による骨折が増えたのは、高齢者が増えたのはもちろんのこと、それ以外に靴の性能が向上したことも背景にあると私は考えています。

昔の人が履いていた雪駄《せった》や下駄、足袋《たび》は、足の筋肉を効率よく使わないとうまく歩けませんでした。一方、現代の靴は足全体にフィットし、ソールもうまく衝撃を柔らげてくれて、特に歩き方を気にしなくとも快適に歩けてしまいます。つまり、筋肉の使い方を意識する必要がなくなったため、現代では下垂足が増えたのです。

下垂足によるつまずきを防止するため、足を前に出すときは太ももを上げたり、つま先を上げたりすることを意識しましょう。ただ、そもそもの原因である下垂足を予防するためには、足の筋力を保つ必要があります。

知っておきたい「死なないための歩き方」

足の筋肉量を落とさないために大事なのは、足の裏と足の指の動きです。

足を前に出すときは、足の指を広げた状態でかかとから着地し、次に足裏全体を地面につけます。その後、地面を足の指でつかむようにしながらかかとを上げて、最後に足先で地面を蹴り上げる――という一連の動作を意識してください。

慣れるまで、一つひとつの動作を確認しながらゆっくり歩行してみましょう。

正しい歩き方を意識すると、最初のうちは、スネやふくらはぎが痛くなったり、足の指がつったりするかもしれません。しかし、それは筋肉が鍛えられている証拠。意識して繰り返すうちに、それぞれの筋肉が連動して働くようになり、つま先の下がりも自然となくなって、つまずきを減らすことができます。

また歩行は筋肉を鍛えるだけでなく、血流を促進し、脳や心臓、肺を含めた全身の健康を保つ基本的な運動でもあります。

ぜひ安全な歩行法を身につけて、長生きに役立ててください。


このような危険を避けるには……

- 歩くときは、太ももとつま先をしっかり上げることを意識する。
- 足の指と足裏を意識して、ゆっくり歩く。
- 骨密度を計測して骨粗鬆症《こつそしょうしょう》の度合いを把握し、転倒しないよう心がける。

押入れに頭をぶつけて死ぬ

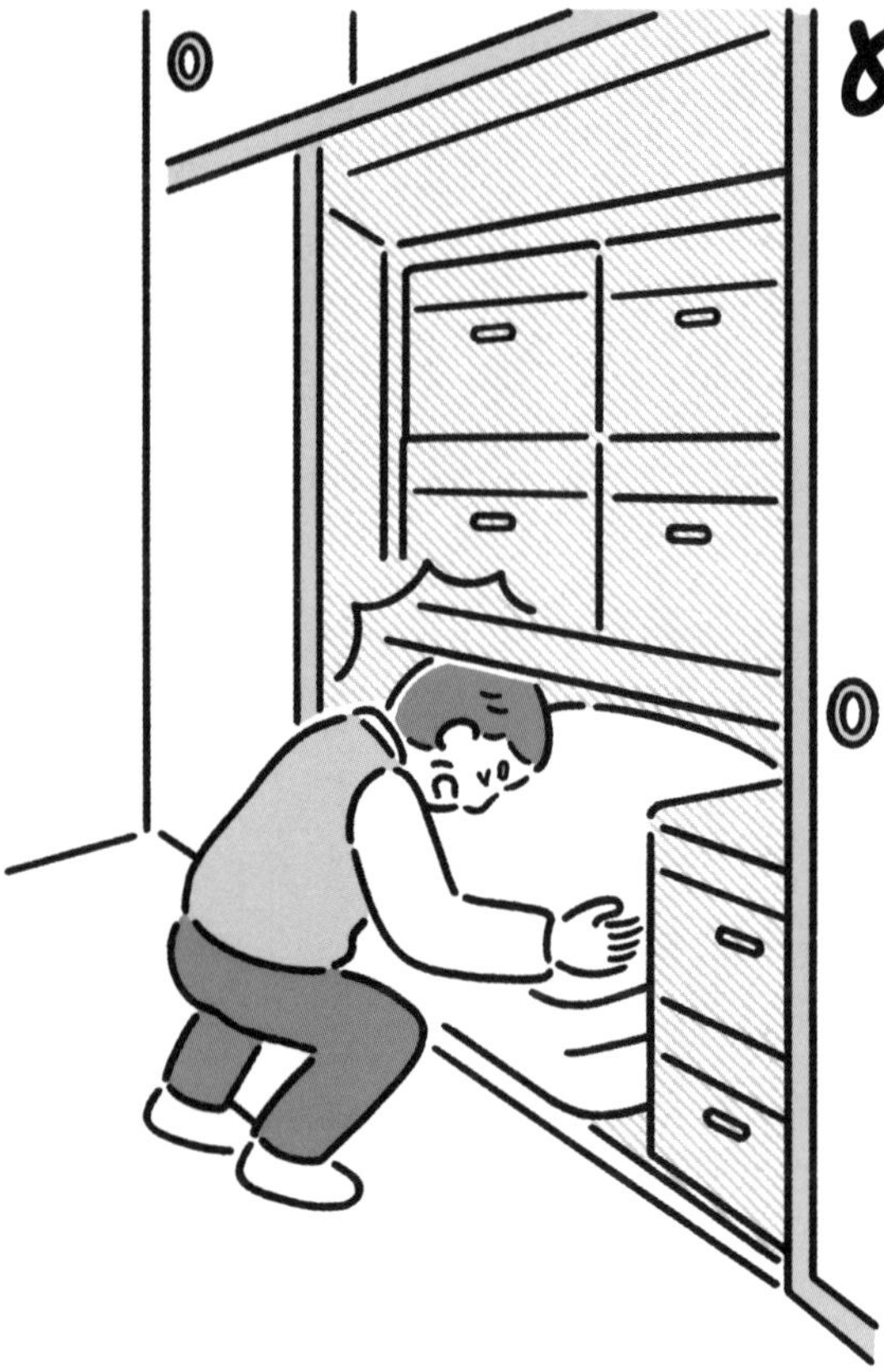

Keyword　慢性硬膜下血腫

10日ほど前から衰弱しはじめ、一人で起き上がるのも難しい状態になっていた高齢者が、布団の中で亡くなるケースがあります。

たいていは「老衰の疑い」と判断され、家族も「年だから」「大往生だ」と思うようですが、高齢者の特性を熟知している検案医なら解剖を提案します。いざ解剖してみると、老衰ではなかった……という場合があるからです。

実は高齢者の場合、目立った外傷がなくとも、外力が原因で亡くなることがあります。専門的な用語になりますが、それを「慢性硬膜下血腫《まんせいこうまくかけつしゅ》」といいます。

頭の中には、脳を保護するとともに、血液を心臓に返す役割を担っている「硬膜」があります。そして「硬膜下血腫」とは、脳を包むように存在する硬膜と脳の間で出血した状態です。出血の原因は、「脳震盪《のうしんとう》」によって脳から硬膜に向かう「架橋《かきよう》静脈」が切れること。つまり、脳が揺れるような外力を頭が受けたことになります。

高齢者は、たとえ弱い外力でも「慢性硬膜下血腫」になることがわかっています。人は歳を重ねると脳が小さくなりますが、これを「脳萎縮」といいます。しかし、硬膜の大きさは変わりません。

そのため、脳から硬膜に向かう架橋静脈は常に引っ張られている状態になり、ちょっとした脳の揺れで簡単に切れてしまうのです（図版参照）。

なんと、家の壁に軽くぶつける、押入れに布団をしまうときに中段に軽くぶつける、仏壇に線香をあげて一礼するときに観音扉に軽くぶつける……といった程度で切れてしまいます。軽くぶつけただけですから、傷もなく、自覚症状もなく、同居している家族も気づかないまま過ごしてしまいます。

架橋静脈が切れると硬膜の内側が出血しますが、脳が小さくなった分、周りにスペースがあるため、しばらくは出血で脳が圧迫されることはありません。しかし、数日経って血液が溜まると、脳が圧迫されて衰弱しはじめたり、認知症のような症状が出たりして、最終的には死んでしまうのです。

脳が小さくなった分、架橋静脈が切れやすくなる

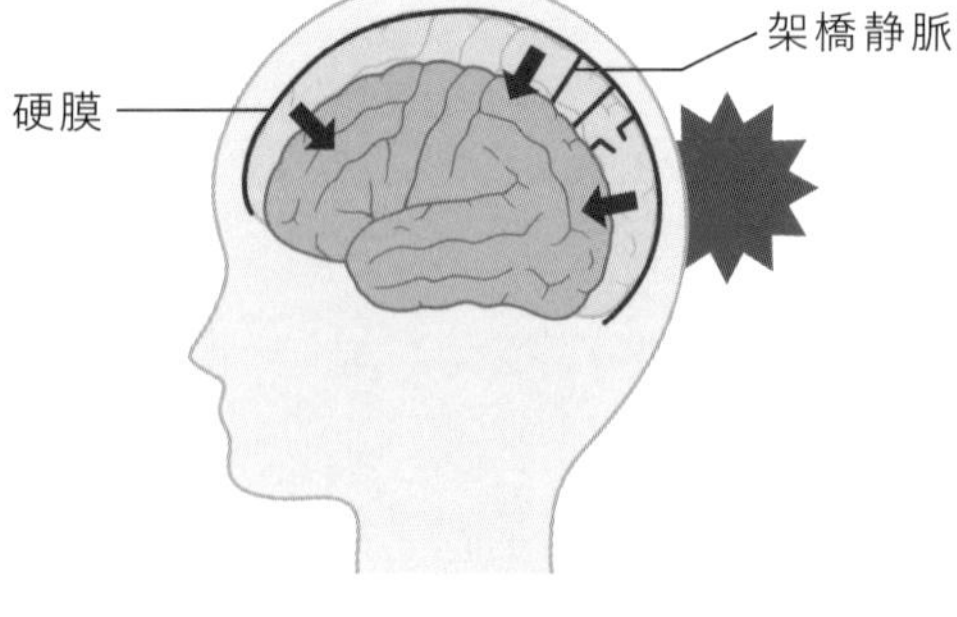

死因の違いで「もらえるお金」が変わる？

ちなみに、生命保険で傷害特約に加入している場合、慢性硬膜下血腫で死亡したことが判明すれば、傷害特約が適用されます。逆に言えば、死因を誤って「老衰」などの病死扱いにしてしまうと、これが適用されないのです。

死因の判断の違いで、残されたご家族に不利益が生じないようにするためにも、私たち法医学者は細心の注意を払う必要があります。そのため、高齢者だからといって、安易に老衰だと診断したりはしません。亡くなった経緯や状況をしっかり確認し、さまざまな可能性を踏まえながら、死因を判断するように心がけています。

このような危険を避けるには……

- 日常生活で頭をぶつけないように行動する。
- 軽くでも頭をぶつけたら家族に報告する。
- ぶつけた後の数日間は注意深く観察し、異変が生じたら受診する。

エアコンで死ぬ

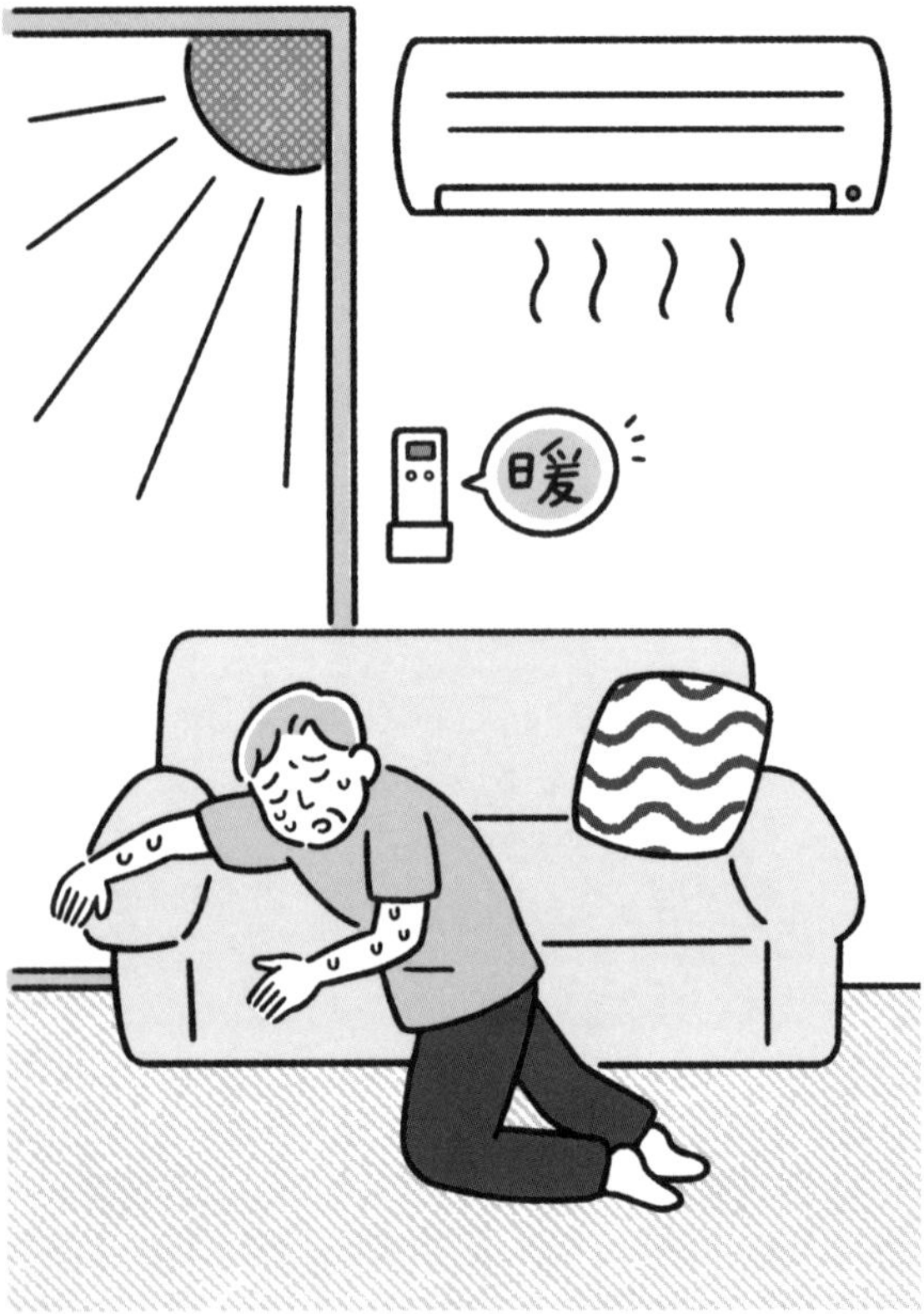

Keyword　熱中症

近年、地球全体における平均気温の上昇が問題視されるようになりました。いわゆる「地球温暖化」「地球沸騰化」と言われる現象です。

二酸化炭素などの温室効果ガスの増加が原因とされたり、惑星としての本来の気温に戻っていると言われたりしていますが、原因はどうであれ、夏の灼熱地獄はたまったものではありません。

私たち法医学者も仕事上、暑い時期に熱中症で死亡するケースが、年々増えていることを実感しています。

もともと高齢者は、若年者に比べて、暑さなど周囲の環境変動に対する感覚が鈍くなっています。そのため、一人暮らしの高齢者が、室温が40度を超えてもエアコンを使わず、熱中症に陥ってしまう例に遭遇することがあります。

こうして亡くなる方の場合、発見までに時間がかかることも多く、ご遺体の腐敗が進んでいたり、ひどく乾燥していわゆるミイラ化した状態で発見されたりします。こうなると、検案や解剖でも死因の断定が難しくなり、警察の捜査情報をもとに、「熱中症（推定）」と死因を推測するしかないケースも少なくありません。

暑い日に、暖房をつけてしまった高齢者

　ある暑い夏の日、一人暮らしの高齢者が室内で倒れているのを大家さんが発見しました。すでに死亡しており、皮膚などが高度に乾燥してミイラのような状態でした。「高温環境下で熱中症に陥った」と推測されましたが、奇異な点として、暑い日が続いていたにもかかわらず部屋の窓は締め切られ、外気よりも室内の温度が高く、まるでサウナのような状態だったのです。

　エアコンがついたままだったので、リモコンを確認しました。すると、冷房ではなく、なんと暖房に設定されていたのです。エアコンから吹き出した熱風がご遺体に直接当たり続けたため、死後にミイラ化したのだと考えられました。

　亡くなった高齢者は、日常生活は一通りこなせるものの、目と足が悪く、常にメガネと杖を使っていました。解剖しても、死因となるような明らかな病気や外傷が確認できなかったため、死因を「熱中症（推定）」と判断しました。

エアコンのリモコンには、電池容量が少なくなると液晶表示が薄くなっていくものがあります。この方の部屋にあったリモコンの表示も、文字が薄くなっていたことが確認されました。こうした現場の状況から、亡くなった人は「窓を閉めて冷房をつけたつもりだったのに、視力の低下した目で表示の薄くなったリモコンを操作したため、誤って暖房をつけてしまった」と推測できたのです。

高齢で感覚も鈍くなっていたでしょうから、エアコンから熱風が吹き出しても、また室内の温度が高くなっても、しばらくは気づかなかったのでしょう。

歳を重ねると、自分の感じた温度と、実際の温度が異なることがあります。判断を誤ると死の危険性が高まるので、感覚だけに頼らず、見えるところに温度計を置いておくなど、客観的な指標に頼ることをおすすめします。

このような危険を避けるには……

- 自分の感覚を過信しない。
- 室内に温度計や湿度計を設置して、確認するのを習慣化する。
- エアコンなど家電の定期的なメンテナンスを怠らない。

仏壇の火で死ぬ

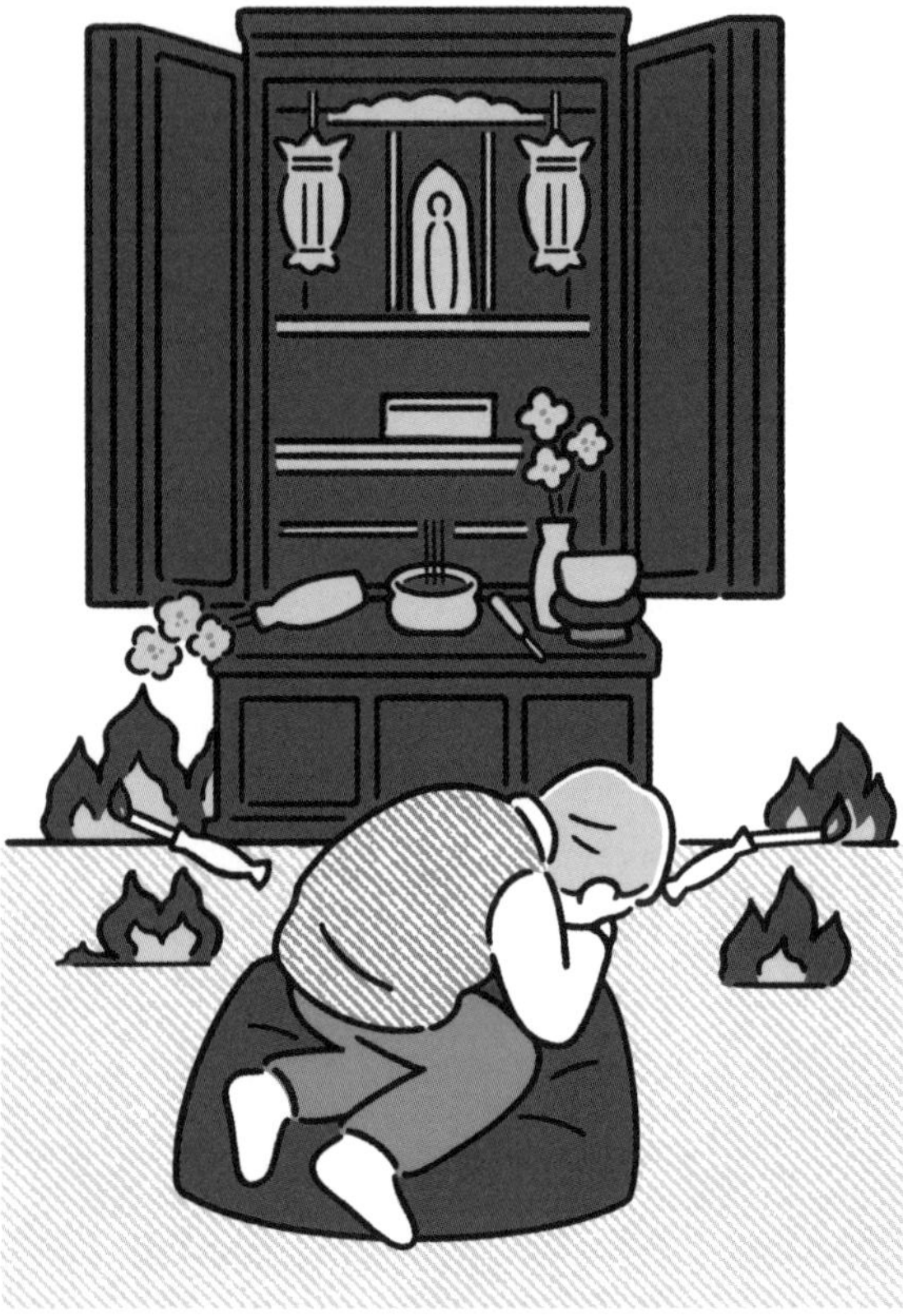

Keyword | 焼死

寒い季節になると火災が増えます。不謹慎な話ではありますが、私たち法医学者は、家屋火災が増えると冬の訪れを感じるようになります。

多くの家屋火災の原因は、タバコの火の不始末やタコ足配線、調理器具や暖房器具からの出火、そして漏電です。このような家屋火災で亡くなった場合の死因は、燃える際に発生する一酸化炭素ガスによる「中毒死」がほとんどになります。

血液中にある赤血球にはヘモグロビンというタンパク質があり、通常はこのヘモグロビンに酸素が結合することで、効率よく脳や全身に酸素を運搬します。

ところが、一酸化炭素はヘモグロビンとの結合力が、酸素と比べ250倍ほど強いため、酸素の結合・運搬を邪魔してしまいます。その結果、低酸素になって亡くなってしまうわけです。火災が発生して、まず人体に影響を与えるのは、火よりも一酸化炭素を含んだ「煙」のほうなのです。

ところで、先に家屋火災は寒い季節に多いと言いましたが、とある理由で、夏でも高齢者が火災で亡くなるケースがあります。

それは、お盆の時期です。多くの場合、消防署による鑑定で出火元が仏壇近辺と判明するので、仏壇に置いてあった火のついたろうそくが倒れるなどして、火災が発生したものと推測されます。

仏壇の火が原因の家屋火災で亡くなる場合、血液中の一酸化炭素の濃度がそれほど高くなく、のどの奥が焼ける「気道熱傷《ねっしょう》」が確認できることがあります。気道熱傷は、火元に近い場所で、火そのものや熱気を帯びた煙を吸ったことによって生じます。やけどによって空気の通り道である気道が腫れて塞がり、窒息のような状態で亡くなってしまうわけです。

このように、仏壇からの火災で発見された焼死体に気道熱傷が認められた場合は、燃え広がるのを防ごうとしているうちに熱気を吸ってしまったと考えられ、最後まで消火に尽力したことがうかがえます。

「焼死体」だけど死因は病気？

一方で、焼死体ではあっても、解剖してみると、心筋梗塞などの虚血性心疾患や脳内出血が死因だとわかる場合があります。仏壇のろうそくからの失火による家屋火災で亡くなった高齢者にも、まれにみられるパターンです。当然、一酸化炭素も検出されませんし、気道熱傷もありません。

みなさんは、なぜだと思いますか？　このような場合、私たちは「仏壇のろうそくに火を灯した後に心臓や脳の病気を発症し、正座していた状態から前のめりに倒れたことで、ろうそくを倒して火災を発生させた」と判断します。

高齢者は、突然に心血管疾患や脳血管疾患を発症する可能性がある、ということを心得ておきましょう。火を取り扱っているときに運悪く……という事態も考えられ、二次的な被害につながってしまう可能性もあります。

ご高齢の方は、あまり自分の健康状態を過信しすぎず、日常のちょっとした危険にも十分に注意することが大切です。

このような危険を避けるには……

・火よりも煙が怖いことを認識する。
・高齢者は単独で火を取り扱わない。
・万が一火災が発生したら、無理に消火せずすばやく退避する。

睡眠薬で死ぬ

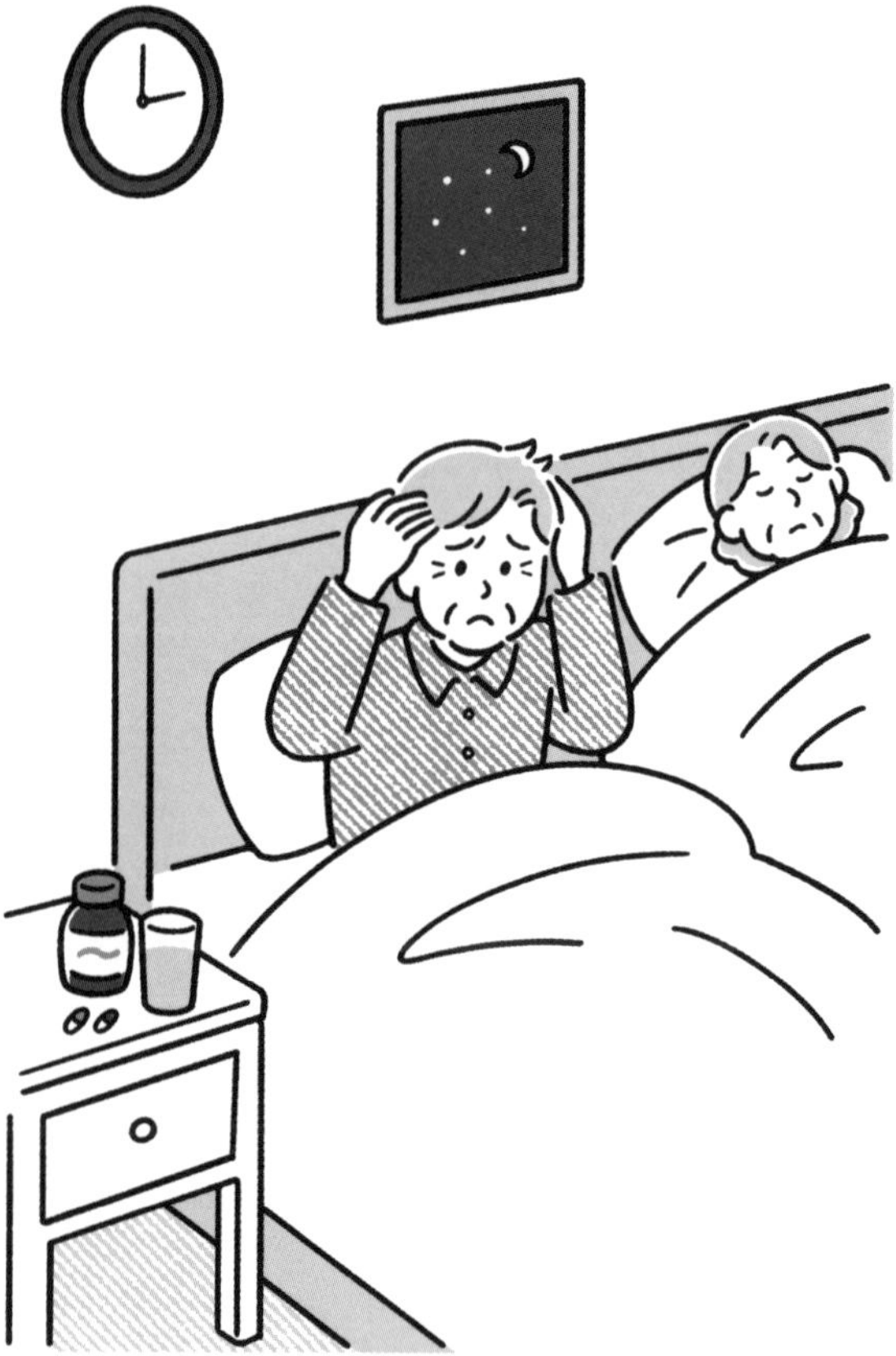

Keyword　せん妄、覚醒

睡眠薬が原因で亡くなる場合、その多くは「オーバードーズ」、つまり「過量服用による中毒死」です。

しかし、高齢者の場合、服用量にかかわらず死の危険性があります。

睡眠の質は、年齢とともに変化します。

健康な高齢者でも、身体活動や基礎代謝量は年齢とともに低下しますし、退職してメリハリのない生活になったり、パートナーとの死別などで一人暮らしになったりする環境的な要因も、睡眠に多大な影響を及ぼします。すると、夜中に何度も目が覚めたり、朝早くに目が覚めて眠れなくなったりするのです。

さらに心身の病気や治療薬の副作用によって、不眠症をはじめとするさまざまな睡眠障害が起きることもあります。また、アルツハイマー型認知症も、睡眠を浅くすることが医学的に知られています。

このような場合、高齢者に医療側から睡眠薬を処方することがあります。

しかし、眠れるようにするはずの睡眠薬を服用することで逆に眠れなくなったり、意識のないまま活動してしまったりすることがあるのです。

睡眠薬としてよく処方されるのが「ベンゾジアゼピン受容体作動薬」という種類の薬です。比較的短時間で入眠できるようになり、寝起きはスッキリとしています。

ところが、高齢者はこの種類の薬に対して感受性が高く、また若年者に比べて分解や代謝、排泄機能が低下しているため、副作用が強く出てしまうことがあります。

たとえば、日中の倦怠感や眠気がひどかったり、朝早く目が覚めたり、記憶障害が出たりします。また、時間や場所が急にわからなくなったり、注意力や思考力が低下したりする「せん妄」が生じることもあります。「せん妄」状態が長期間続き、適切な処置がされないままだと、昏睡や死に至ることもあるのです。

それだけではありません。筋肉がゆるくなる副作用もあるため、ふらつきや転倒などを起こしやすくもなります。

睡眠薬を過信してはいけない

さらに、高齢者で問題となるのが、逆に覚醒してしまうこと。

睡眠薬の副作用で覚醒してしまうと、本人の意識とは関係なく激しく動いてベッドから転落したり、夢遊病患者のように歩き回って転倒したりしてしまうのです。その結果、頭を打ちつけて亡くなってしまったケースを解剖した経験もあります。

近年では医療側も、高齢者に対して、安易に睡眠薬を処方しないようになりました。処方する薬も「メラトニン受容体作動薬」や「オレキシン受容体拮抗薬」といった睡眠薬が使用されるようになり、先の事例のような事故は減少してきています。

それでも、在宅中に睡眠薬を服用して転落・転倒する高齢者は、まだまだいます。何度も繰り返しますが、高齢者が頭をぶつければ、死に直結する可能性がとても高くなります。睡眠薬の種類や服用には十分気をつけるとともに、同居するご家族がいる場合は、細心の注意を払って見守ることが大切です。

このような危険を避けるには……

- 処方されている睡眠薬の種類を認識する。
- 寝室の周りにケガにつながりそうなものを置かない。
- ご家族は細心の注意を払って見守る。

薬の包装シートで死にかける

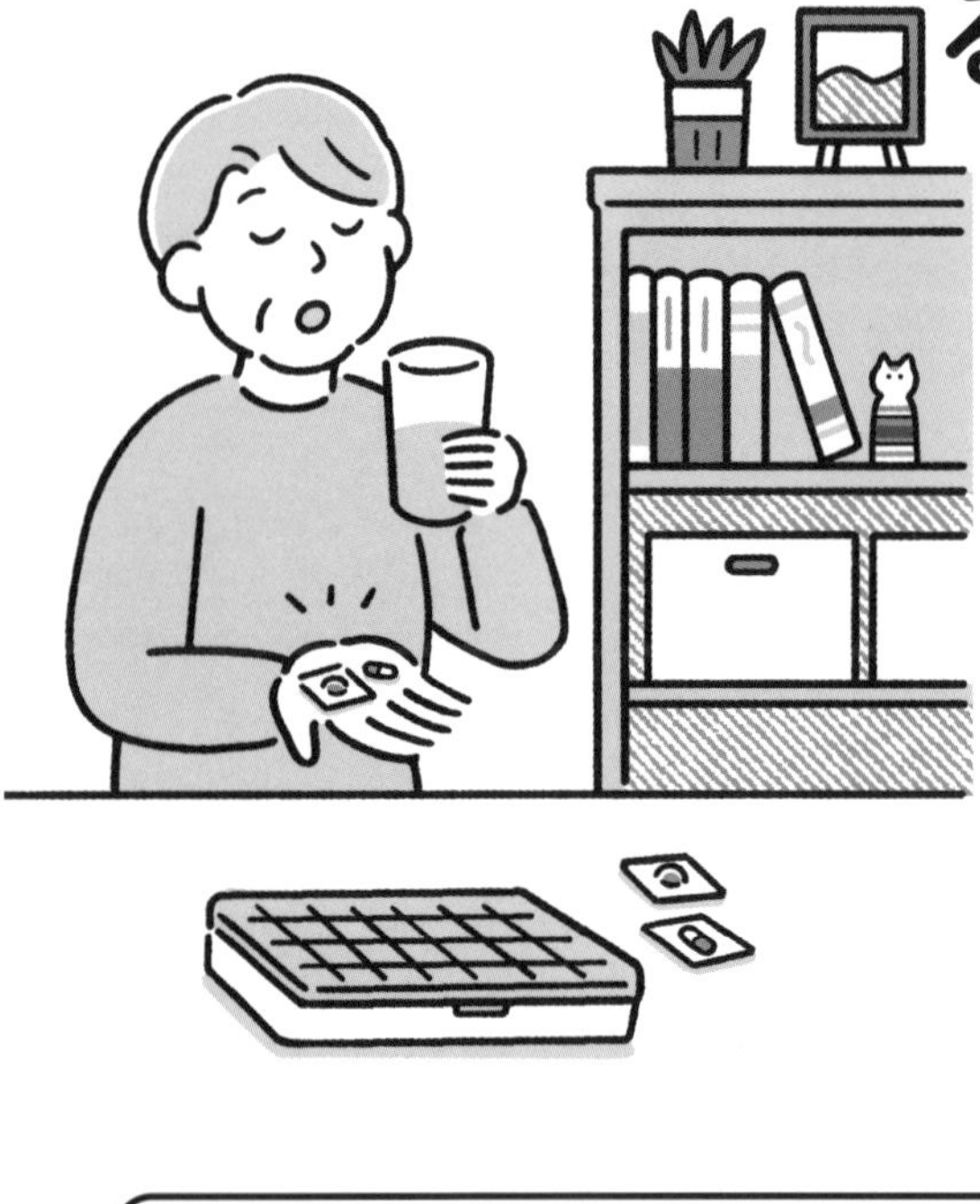

Keyword | 消化管穿孔《せんこう》

歳を重ねると増えるのが、飲まなきゃいけない薬の量ですね。

多くの薬は錠剤やカプセルで、プラスチックとアルミで挟んだシール状の包装シートに収まっているかと思います。包装シートは、大気や紫外線による薬の変質や破損を防いで、清潔な状態を保つことを可能にしています。

ところが、高齢者がこの包装シートごと薬を服用して、死ぬかもしれない重大な傷害を負うことがあるのです。

本来、包装シートは誤って飲みこまないように、一錠ずつ切り離すことができないようになっています。身近に薬がある方は確認してみてほしいのですが、ミシン目は横か縦の一方向にしか入っていませんよね。

しかし、薬を飲むのを忘れないように一回分ずつ小分けにして保管したり、出かける際に持ち出すために、一錠ずつハサミで切り分けたりする人がいるのです。

硬い素材でできた包装シートは、ハサミで切ると角が鋭くなります。そのため、誤ってそのまま飲んでしまうと、消化管を傷つけて炎症を起こしたり、穴が開いたりして重症になることがあるのです。しかも、包装シートはエックス線写真に写りにくいため、病院に行っても発見が遅れてしまう危険性もあります。

あと少しで、食道に穴が開くところだった

数年前、時間外診療を受け付けている病院に臨床医として勤めていたときのこと。ある日の夜、高齢男性がのどの違和感を訴えて受診してきました。夕食後に高血圧と糖尿病の薬を服用したところ、のどがイガイガして胸に何かがつかえるような痛みを感じた、とのことでした。

症状を聞いて「心筋梗塞」の可能性があると思い、血圧を測定して採血し、エックス線撮影と心電図検査の指示を出しました。ところが、いずれも異常なし。

不思議に思い、同伴されていた奥様に「普段飲まれている薬を教えてください」と伝えました。すると、「これです」と差し出された薬が、包装シートをご丁寧に一錠ずつ切り離した状態だったのです。

もしやと思い、改めて胸部エックス線の画像を観察すると、胸の真ん中に異物っぽい影が！「包装シート誤飲の可能性あり」と判断して、消化器内科の先生に連絡しました。内視鏡検査を行なってもらったところ、やはり食道の粘膜に包装シートが引

っかかっていたようで、それを取り出すことで事なきを得ました。
もし気づくのが遅れていたら、食道に穴が開くなどの重大な結果になっていたでしょう。最悪の事態を防げたことに安堵したことを、今でも鮮明に覚えています。

ご遺体の解剖でも、胃を開けると、亡くなる前に服用したと思われる溶けかかった薬と、小さめの円形のアルミを見つけることがあります。包装シートのアルミ部分を、薬と一緒に飲んでしまったわけですね。アルミだけが原因で亡くなることはまずありませんが、こういう人は、いずれ包装シートごと服用してしまう危険性があります。

薬の服用については、飲み忘れや飲みすぎだけでなく、飲んではいけないものまで飲んでいないか、十分注意する必要があるのです。

このような危険を避けるには……

・包装シートを一錠ずつに切り離さない。
・服用前に、必ず目視で薬を確認する。
・薬の管理が困難な人は、ご家族で服用を見守る。

タンス貯金で死ぬ

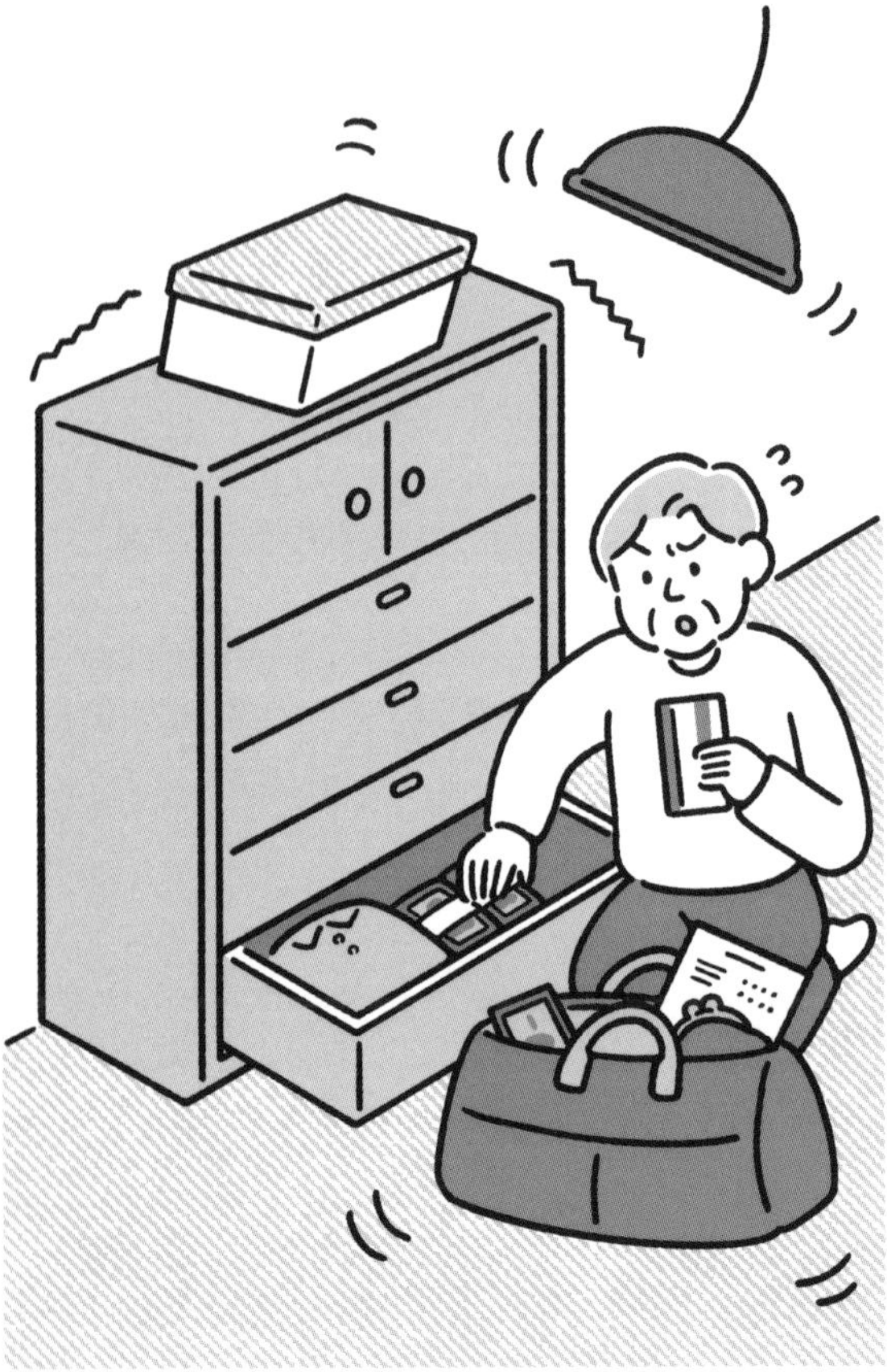

Keyword　東日本大震災

２０１１年3月11日14時46分、宮城県沖で発生したマグニチュード9・0の大地震は、東北地方の太平洋沿岸に押し寄せる大津波を引き起こしました。この「東日本大震災」は、関連死を含め２万人を超える死者を出したのです。

当時、私は東京勤務でしたが、大きな揺れを感じて外に逃げ出すほど恐怖しました。無事を確認して職場に戻り、テレビをつけたところ、押し寄せる津波や燃えるコンビナートなどが映し出され、茫然としたのを覚えています。

地震発生からおよそ2時間後、警察庁から私の携帯電話に着信があり、「死者が相当出ると予想されます。検案が必要となりますが、派遣で向かうことはできますか」と問われました。警察庁はすでにこの時点で、相当数の死亡者が出ることを察知していたのです。差し迫った業務もなかったので承諾し、3月13日に機動隊のバスに乗りこんで、私は宮城県へ赴くことになりました。

１週間の滞在中、予想をはるかに超える数のご遺体の検案を行ないました。多くは溺死と判断されましたが、実際には、圧迫や外傷、もともと持っていた病気の悪化、寒冷によるものなど、さまざまな要因が複合的に作用したものと考えられました。

また、多くのご遺体は身元不明だったので、顔や体格、歯など、身元を特定できる身体的所見のほか、着衣や持ち物などの確認も行なわれました。

持ち物を確認して驚いたのは、多額の現金や預金通帳、株券などの有価証券を、ポケットやポーチに入れていた高齢者が何人かいたことです。なかには、1000万円近くの現金を持っていた人もいました。突然発生した災害にもかかわらず、なぜ現金や貴重品を持っているのか不思議に思っていたところ、警察から「数日前から地震があったから、事前に準備していたんでしょう」と言われました。

死のリスクを高める「オオカミ少年」現象

調べてみると、東日本大震災の2日前である3月9日に、宮城県沖でマグニチュード7・3、最大震度5弱の地震があり、津波注意報も発令されて実際に岩手県で60センチメートルの津波が観測されていました。さらに、翌日の10日にも、宮城県沖でマグニチュード6・8の地震が発生していました。後から考えれば、これらは大地震の前震だったわけですが、このせいで避難慣れしてしまっていた可能性があるのです。

イソップ寓話『嘘をつく子供』に出てくるオオカミ少年と同じで、前震の際に「津波が来るぞ」と言われたものの、実際にはそれほど大きなものではなかったことが、心に油断を生み、本震発生の際もそれほど慌てなかったのではないでしょうか。

また、前震で避難を経験していた人が、念のためタンス貯金など多額の現金をまとめていたため、本震発生の際にそれほど切迫感もなく、それらを取りに戻ったことで逃げ遅れたのかもしれません。

津波は、高エネルギーを有する凶器です。高速道路を走っている大型トラックや新幹線にはねられるくらいの損傷を被ります。

人体では到底耐えられない高エネルギーからは、「遠ざかること」が一番の防御策。避難の指示があった場合には、とにかく急いで避難することが第一です。

このような危険を避けるには……

・避難訓練を定期的に行なう。
・津波で高エネルギー外傷を被ることを理解する。
・貯金や貴重品などを取りに戻らず、速やかに避難する。

七輪を使用して死ぬ

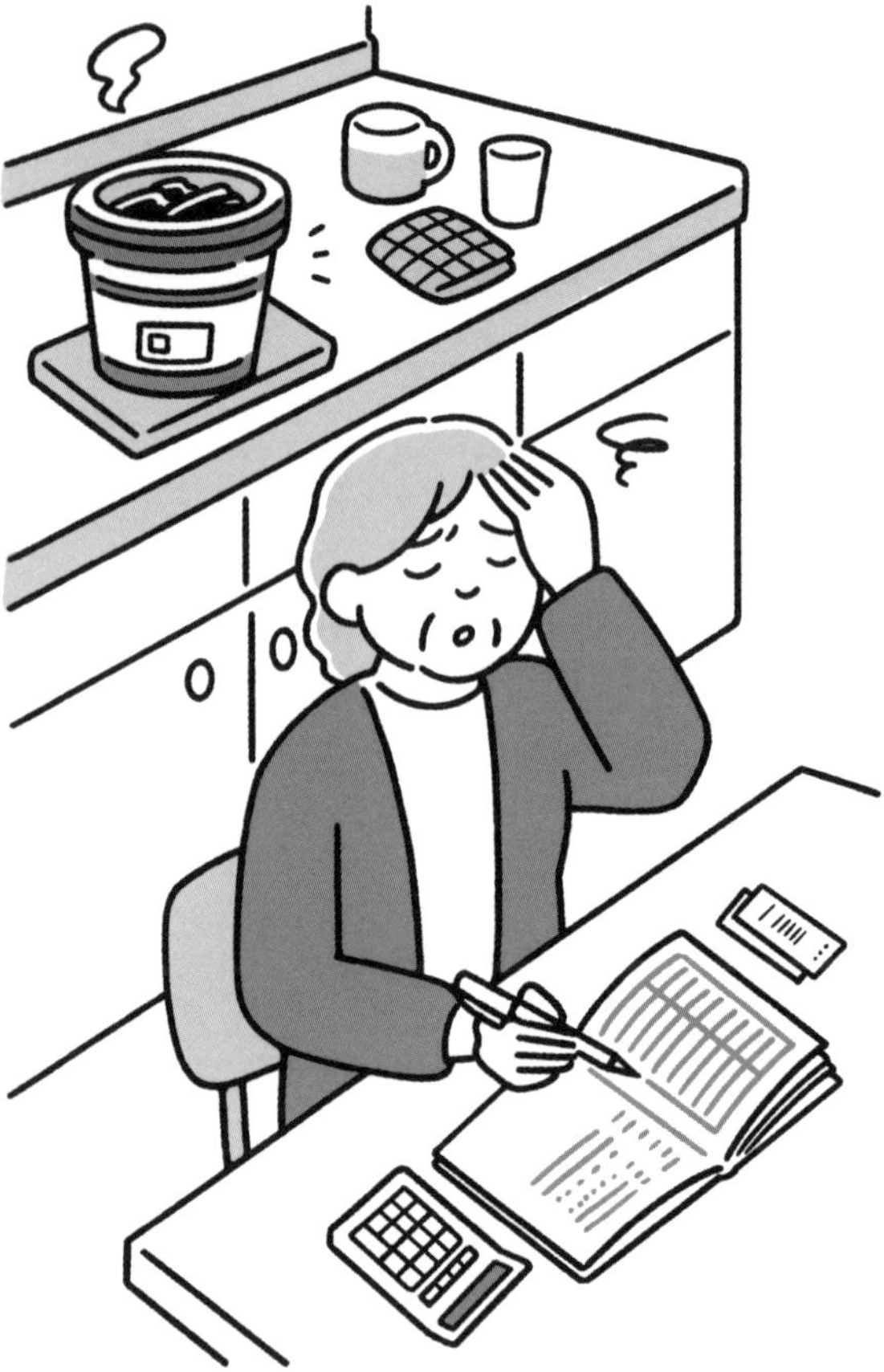

Keyword　一酸化炭素中毒

七輪は、珪藻土《けいそうど》などの土で作られた「コンロ」です。江戸時代から、火鉢やこたつで使う木炭や豆炭《まめたん》に着火するために使用されていたそうです。

ところで七輪には、こうした古典的なものと、「練炭」の使用に特化したものの2種類があることはご存じでしょうか。

中に入れた練炭に火をつけて魚や肉を焼いたり、煮炊きをしたりするのは「練炭コンロ」「上つけコンロ」であり、厳密には古典的な七輪とは別物です。そもそもの構造が異なり、中に入れた練炭に効率よく空気を送りこみ、古典的な七輪よりも不完全燃焼しにくくなっています。ちなみに、古典的な七輪にはたいてい、「木炭コンロ」「練炭を使用しない」など注意書きがあります。

ただ、いずれの七輪もコンパクトで持ち運びしやすく、手軽に使用できることから、普段は物置や納戸《なんど》などに置いてあって、たまに炭火焼きのコンロとして使用される人もいるかと思います。

「和式バーベキューコンロ」として活躍する七輪ですが、使い方によっては死亡につながることがあります。たとえ練炭コンロを適切に使用していても、一酸化炭素ガスを発生することがあるので注意が必要です。

暖を取りたかっただけなのに……

東日本大震災のとき、家屋が倒壊したために自宅敷地内の納戸で避難生活をしていた高齢の男性が亡くなりました。その男性は、納戸の中で七輪と練炭を使って暖を取りながら生活していたそうです。

ご遺体から血液を採取すると、静脈血であるにもかかわらず、動脈血のような鮮紅色の色調をしていたことから、「一酸化炭素中毒」と判断し、いわゆる震災関連死として報告しました。

先にも説明しましたが、一酸化炭素は酸素に比べて250倍の強さで赤血球内のヘモグロビンと結合するため、酸素を運搬できなくなって死に至ります。

運搬機能を司る赤血球をトラックとすると、ヘモグロビンはその荷台です。荷台であるヘモグロビンに荷物を載せると、赤血球は「光る」という性質があります。それは、荷物が酸素でも一酸化炭素でも光るため、血液が鮮紅色になります。通常の人体の動脈血が鮮紅色、静脈血が暗赤色なのは、この原理にもとづきます。

ところが、一酸化炭素は結合力が強いため、荷台にずっと荷物が載ったままの状態になります。だから、一酸化炭素中毒になった人は静脈血も鮮紅色になるわけです。

震災の被害から生き延びたにもかかわらず、暖を取りたくて七輪を使わざるを得なかったために亡くなられた方がいたという事実は、とても悲しいことでした。

日常での使用でも、魚や肉を家の外で焼いた後、安易に七輪を室内に戻したがために一酸化炭素中毒で亡くなるケースもあります。本人は火を消したつもりでも、七輪の中の練炭はまだ燻《くすぶ》っていたわけです。ときには、同居人や集合住宅の隣人を巻きこんでしまう場合もあります。

一酸化炭素ガスは無色・無臭なので発生しても気づきません。火を取り扱う際には不完全燃焼が起こる可能性を十分に考慮して、安全策をとってください。


このような危険を避けるには……

- 七輪を使う際には十分な換気を行なう。
- 木炭コンロではなく、練炭コンロを使用する。
- 使用後の練炭を室内に持ちこまない。

農薬を飲んで死ぬ

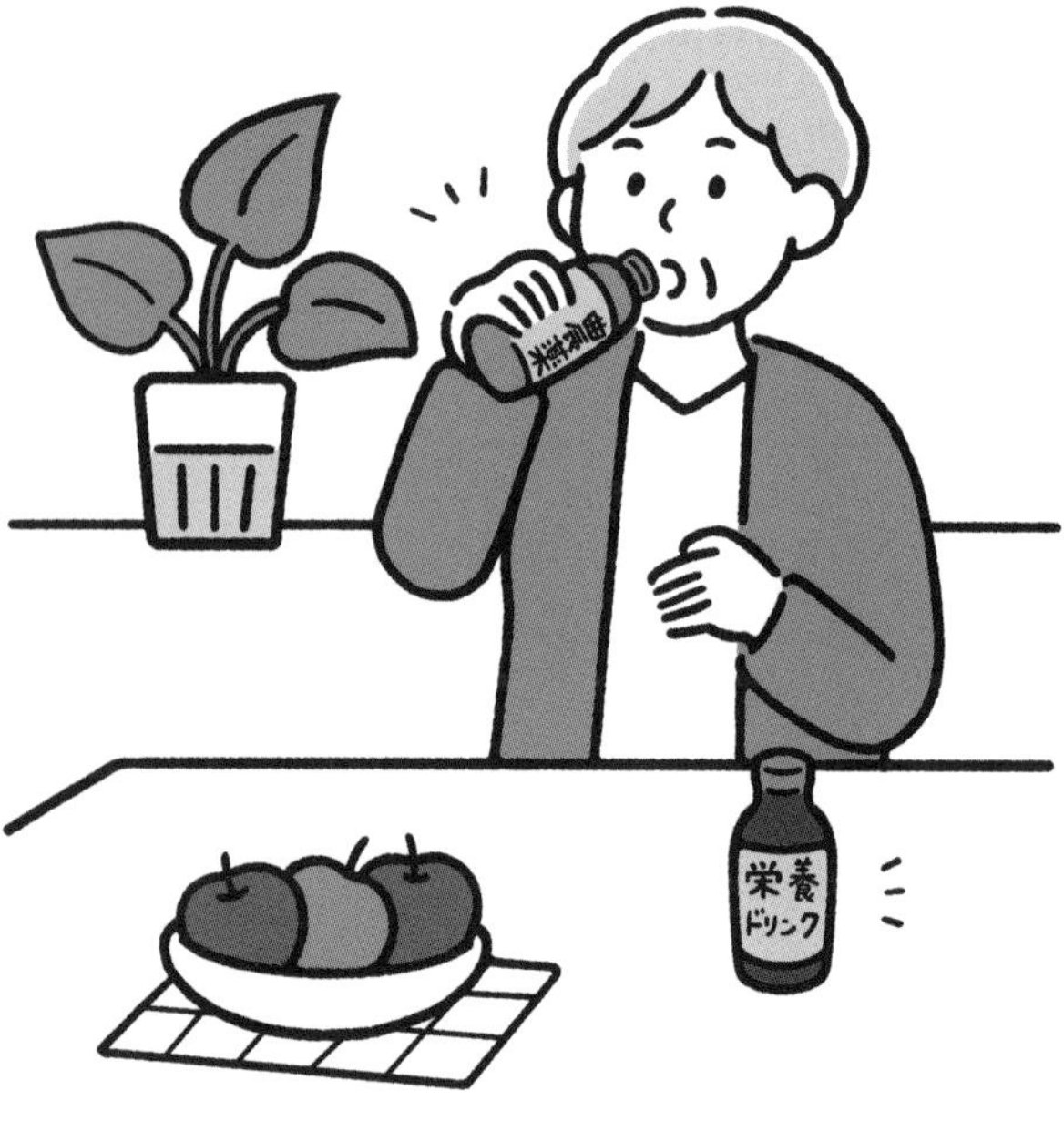

Keyword | 農薬中毒

私は今、宮城県に住んでいます。牛タンや魚介類が有名ですが、野菜や米もおいしい地域です。仙台駅から車で30分も離れれば田園風景が広がっており、街と一次産業が隣接している環境を私はとても気に入っています。

ところで、野菜や米を育てる農家では、害虫駆除や除草のために農薬を使います。農業が盛んな地域では、ホームセンターにいろいろな種類の農薬が販売されていますし、地元の農業協同組合からも農薬が配布されます。

しかし、その農薬が原因で、死の危険にさらされることがあるのです。

農薬はその効能によって、さまざまな種類に分類されます。

害虫を駆除する殺虫剤、ネズミを駆除する殺鼠《さつそ》剤のほか、除草剤もあります。そして、殺虫剤として使用されている「有機リン系農薬」「カーバメート系農薬」と呼ばれるものは、中毒の原因物質として臨床医療の現場でもよく知られています。

2007年から2008年にかけて、外国産の冷凍食品にメタホスミドと呼ばれる物質が混入して、複数人の中毒者が出た「毒入り餃子事件」がありましたが、あれも殺虫作用のある有機リン系の農薬が原因でした。

また、農薬はこうして食品に混入したり、農作業中に誤って吸引してしまったりするだけでなく、自殺や他殺目的で使用されるケースもあります。なかでも「パラコート」と呼ばれる除草剤は、歴史的に自殺や他殺に用いられたことで有名です。

ところが、自殺でも他殺でもなく、家庭内でふとしたことをきっかけに、高齢者が誤って飲んでしまうことがあるのです。

自殺か、事故死か……どっち!?

以前、農業を営む高齢夫婦の自宅で、夫が心肺停止状態で発見され亡くなりました。死亡者の瞳孔《どうこう》が小さくなっていたことから、搬送先の病院の医師は農薬中毒を疑って警察に連絡。私たちが解剖することになりました。解剖検査の結果、血液から致死濃度に達する「有機リン系農薬」が検出されました。農薬中毒死です。

死亡者の自宅の食卓には、空になった農薬のガラス製ボトルが置かれていました。そのため当初は自殺と考えられましたが、動機はなく、遺書もありません。

では、なぜ農薬を飲んでしまったのでしょうか……。

警察の調査によって、その農薬は当日組合から配布されたもので、受け取った奥さんが食卓に置いたものだと判明しました。そして、そのボトルは、とある栄養ドリンクと色や形状が酷似していたのです。このことから「死亡者は栄養ドリンクと誤って飲んだ」、つまり事故死と考えるに至りました。

私たち法医学者は、こうした中毒死のご遺体を見る機会が多いのですが、その経緯や動機の判断については難儀するものです。

事故死であったものを自殺と判断してしまうと保険金が支払われず、残されたご家族に不利益が生じることになります。そのため、経緯や動機の判断は、現場の状況をつぶさに観察し検討することがカギになります。

些細なきっかけで中毒とならないように、農薬の管理は適切に行ないましょう。

このような危険を避けるには……

- 農薬は生活圏に持ちこまず、適切な場所に保管する。
- 必要最低限の量を購入して使い切る。
- 飲料用の容器などに移し替えない。

ペットに咬まれて死ぬ

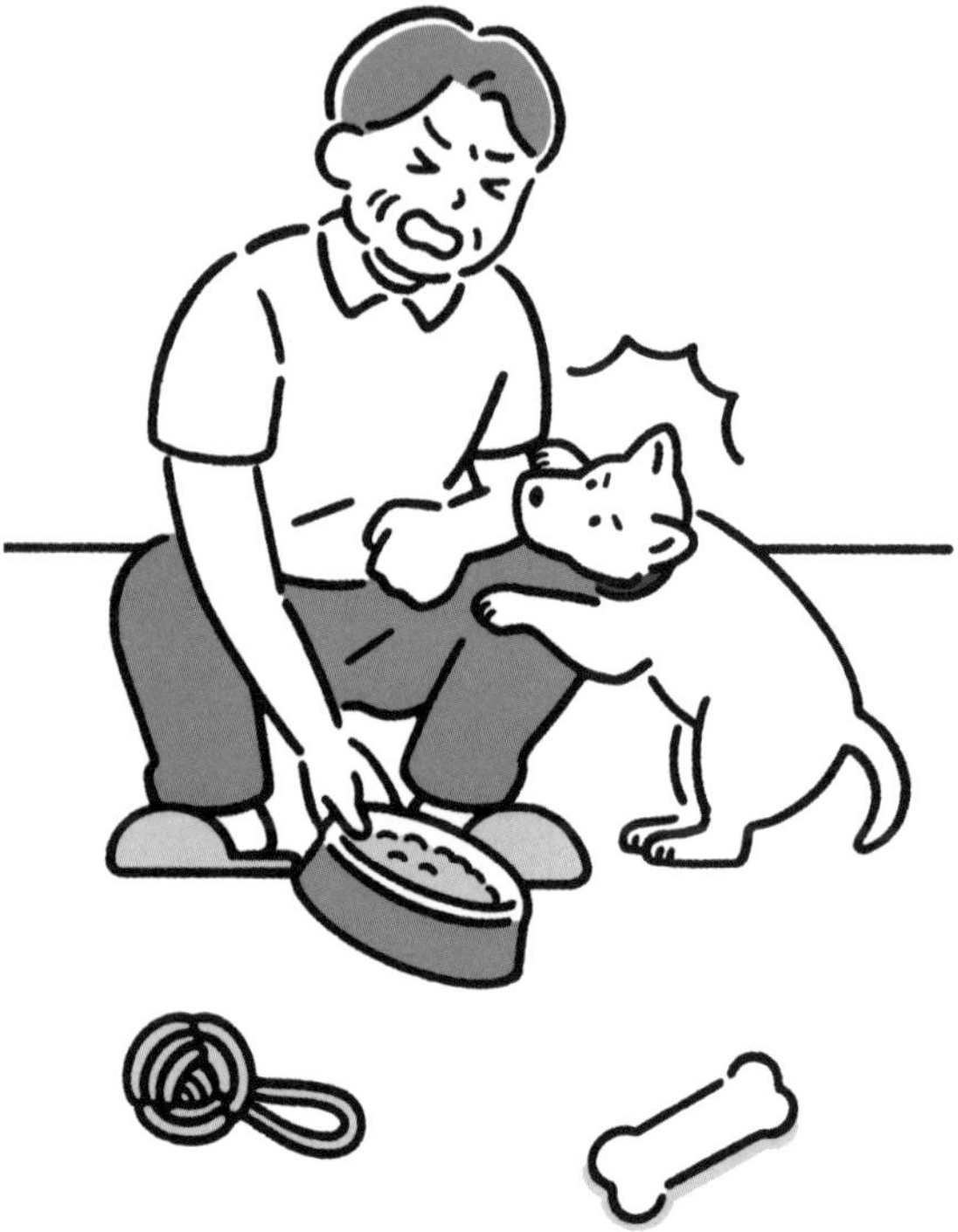

Keyword 感染症

子育ても仕事もひと区切りついたあと、ペットを飼いはじめる高齢のご夫婦は少なくありません。犬、猫、うさぎ、鳥、亀、魚……。癒やし効果もあるペットは、高齢者にとって大切な家族の一員でしょう。

ところが、ペットが原因で死んでしまうこともあります。その多くが細菌やウイルス、寄生虫などに由来する感染症によるもので、重症化して死に至るのです。

歴史的には、狂犬病ウイルスの感染による「狂犬病」が有名です。

狂犬病ウイルスとは、人だけでなく犬などのほ乳動物も感染する「人獣《じんじゅう》共通感染症」の原因ウイルスで、動物の唾液腺の中で増殖するのが特徴です。狂犬病の犬に咬《か》まれると、唾液腺で繁殖したウイルスが傷口から体内に侵入します。

日本ではかつて狂犬病が蔓延していた時代がありましたが、１９５７年以降、国内発生例は報告されていません。しかし、犬の狂犬病ワクチン接種率の低下や、ペットの外国からの輸入によって、今後発生する可能性は否定できません。

実際に、飼っていた小型犬に腕を咬まれ、その３日後に死亡した高齢者を解剖する機会がありました。傷口は化膿《かのう》していて、腕全体が赤く腫れている状態でした。解剖で詳細な検査を行なったところ、本来は無菌なはずの血液から細菌が検出されたことから、死因を「犬咬傷《こうしょう》にもとづく敗血症」と判断しました。

警察の調査によると、咬まれた直後は「傷がそれほど深くないから」と消毒を行なわず、また病院にも行かなかったとのこと。飼い犬は室内飼育で、狂犬病の予防接種も受けていましたが、それでも犬の口の中に潜む細菌が感染してしまったのです。

そもそも、高齢者は免疫機能が低下しています。そのため、病原性の低い微生物でも症状を発生させてしまう「日和見感染」の可能性があり、何事も油断できません。

排泄物の処理には、ご用心

鳩《はと》レースを趣味としている高齢者が、自宅で死亡したケースもありました。

自宅2階のベランダにある鳩小屋では、30羽以上のレース鳩を飼育しており、亡くなった人がこまめに世話をしていたとのことでした。解剖では「重度の肺炎」と、それに伴う「心不全」所見が認められ、肺炎の原因微生物について検査を行なったところ、「オウム病クラミジア」という細菌が検出されました。

この細菌はオウム病という名前の通り、鳥から感染することが多く、また排泄物などに含まれたものを吸いこむことでも感染することがあります。インフルエンザのような症状が現れ、放置すると肺炎にまで発展し、心臓の機能が低下している高齢者は二次的に心不全になることがあります。つまり、こまめに世話をしていたことが、皮肉にも感染につながってしまったのです。

そのほかにも、猫にひっかかれて細菌感染する「猫ひっかき病」、亀などが保有している細菌感染による「サルモネラ症」、猫の糞《ふん》などから寄生虫に感染する「トキソプラズマ症」など、野生生物ではなくても、動物からはさまざまな微生物の感染を受けることがあります。動物の飼育や世話には、十分な注意が必要なのです。

このような危険を避けるには……

- ペットに口移しでエサを与えない。
- 感染対策を行なって排泄物の処理を行なう。
- 症状が出たら、医師に飼っているペットについて伝える。

雪下ろしで死ぬ

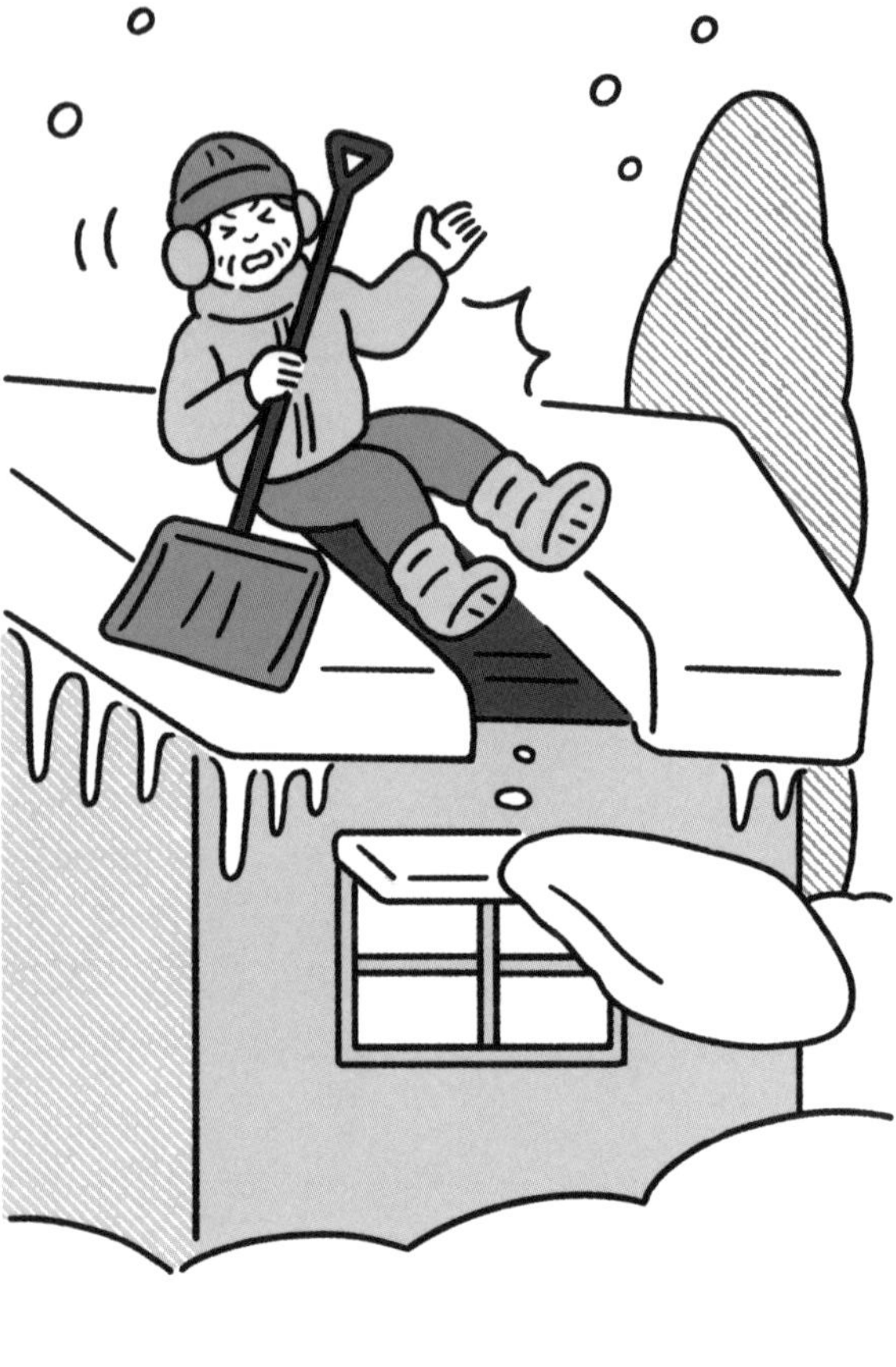

Keyword　雪害

冬の雪景色は、神秘的で美しく心惹かれるものですが、雪は恐ろしい存在でもあります。雪が原因で死ぬことも、もちろんあります。

なにも雪崩《なだれ》に巻きこまれるとか、スノーボード滑走中の事故とかばかりではありません。雪道を歩いていて転倒したり、雪下ろし中に転落したり、屋根からの落雪に埋もれたり、除雪機に巻きこまれたり……。こうした雪によって発生する事故のことを「雪害《せつがい》」といいます。

消防庁の2010年11月から2020年3月の統計によると、日本国内における雪害による犠牲者は、10年間で800人以上。屋根の雪下ろしなどの除雪作業中の死亡が約90％と最も多く、そのうち約70％が65歳以上の高齢者と報告されています。

屋根の雪下ろし中の事故は、家屋の屋根に1メートルくらい、もしくはそれ以上の雪が積もった場合に起こりやすい傾向があります。一般的に屋根には傾斜がありますから、シャベルで押し出せば雪は滑るようにして地面に落下します。ところが、作業している人もちょっと足元が滑っただけで、地面に転落してしまうのです。

この際、地面には、屋根の上と同じようにもともと1メートル以上の積雪があり、さらに屋根から下ろした雪も積もり重なっている状態になっています。つまり、身長よりも雪が高く積もっているのです。

そこに人が屋根から転落すると、スッポリと雪の中に深くはまりこんでしまい、身動きが取れなくなってしまいます。

助けを呼びたくても雪の吸音作用で声が通りにくく、家族や周囲の人に声が届きません。自力で脱出できず、誰にも助けてもらえない状態が続くと、胸や腹部への圧迫が強くなって窒息したり、低体温症になったりして亡くなってしまうのです。

このような事故が高齢者に多いのは、もともと豪雪地帯に高齢者家族が多いことも理由の一つに挙げられますが、それ以外にも、注意力や集中力の低下などの心理面、体力や行動能力の低下などの肉体面の影響が考えられます。さらに、「雪下ろしの危険性を十分に認識していない」点も大きいのではないかと思われます。

除雪機を改造してしまった男性の末路

小型除雪機を使って家の前を除雪している最中に転倒し、自ら除雪機に巻きこまれて亡くなった高齢者を解剖したことがあります。

死因は、雪をかき集める「オーガ」と呼ばれる金属製の回転翼に足を巻きこまれたことによる「出血性ショック」でした。

通常の除雪機は、転倒などして手が離れると自動的に動きが停止します。しかし、事故を起こした除雪機は、なんと自動停止しないように改造されていたのです。死亡者自身が行なった改造によって、除雪機が暴走してしまったわけです。

いちいち止まるのがわずらわしかったのでしょうか。慣れた作業だったからこそ、甘く考えていたのかもしれません。

安全対策には、それが施されている理由があります。それを無下にしないことが、自分の命を助けることにつながると、心に留めておいてください。


このような危険を避けるには……

・屋根からの雪下ろしは一人では行なわない。
・屋根からの転落防止や、万が一の転落後の対策をしっかり行なう。
・作業前に家族や周囲の人に知らせておく。

作り置き料理で死にかける

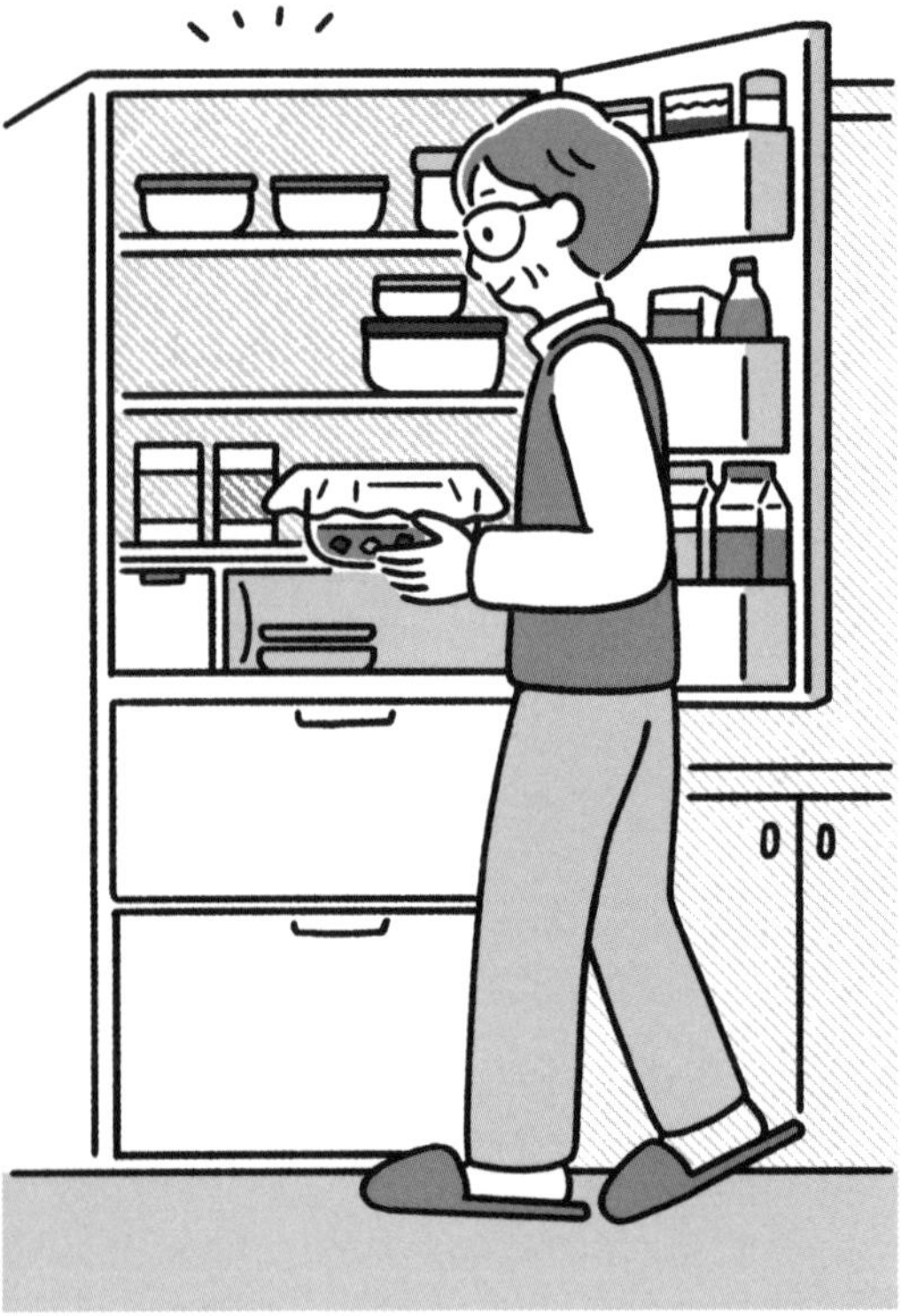

Keyword　食中毒

高齢者にとって「食中毒」は、死の危険性が高い病気です。

食中毒は、微生物や毒物が入った飲食物を口にすることで起こります。飲食店で発生した食中毒が定期的にニュースで報じられますが、その原因は「黄色ブドウ球菌」「サルモネラ菌」「カンピロバクター」などの微生物によるものです。

なかでも、病原性大腸菌と呼ばれる「腸管出血性大腸菌」による食中毒は、腎不全を併発して死ぬこともあります。２０１２年から日本国内で牛レバーの生食が禁止されたのは、これが原因です。

いずれの食中毒も、不衛生な環境や調理法によって発生することが多いのですが、実は、一般家庭でも食中毒が起こる可能性があるのです。

カレーやシチューなどスープ状の煮こみ料理を作ったとき、一度では食べ切れないこともあるでしょう。

その際、余った分を冷蔵庫に鍋ごと入れていませんか？　そして翌日、冷蔵庫から出してそのまま温め直し、「2日目のカレー」として食べていませんか？

この保存方法と再調理法は、食中毒を引き起こすことがあります。

「2日目のカレー」は実は危険!?

再度火にかけることで消毒作用が働くと思うかもしれません。しかし、食中毒を引き起こす「ウェルシュ菌」という細菌は、火にかけても死滅しないのです。

細菌の中には、増殖するのに不適切な環境になると、「芽胞《がほう》」というサナギのような状態になる性質を持つものがあります。芽胞は、温度などの物理的刺激に対して耐久性が高く、増殖できる環境になるまでジッと息を潜めています。そして、いざ増殖に適した環境になると、芽胞から「発芽」してみるみる増えていくのです。

このような性質を持つ細菌の代表としては「ウェルシュ菌」のほかに、「ボツリヌス菌」や「破傷風菌」が有名です。

これらに共通しているのは、酸素の存在するところでは増殖せず芽胞となり、酸素の存在しないところで増殖して人に害を及ぼすこと。そして、いずれの細菌も、増殖する際に人体に有害な毒素を遊離するのです。

「ウェルシュ菌」は、普段は土や水の中、動物の腸の中など、自然界に幅広く生息している細菌で、特に牛や鶏、魚が持っています。たとえ芽胞状態の「ウェルシュ菌」を持った肉や魚を使っても、煮こみ料理は作る際によくかき混ぜるので、その日のうちに食べきるのであれば特に問題はありません。

ところが、余らせたものをそのまま保存すると、スープの中には酸素が存在しないので発芽して増殖し、その際に「エンテロトキシン」という毒素を遊離します。そのため、翌日に食べると食中毒を引き起こす可能性があるのです。

体調に万全な若い世代の人であっても、腹痛や嘔吐、下痢症状を引き起こします。高齢者であれば脱水症状などから致命的な結果につながることもあるので、十分な注意が必要だということを覚えておきましょう。

このような危険を避けるには……

- 肉や魚が触れた調理器具はこまめに洗浄する。
- 一回で食べ切れる量だけ調理し、スープ状の料理は小分けにして保存する。
- 保存したものを再調理する際は、空気が入るようによく混ぜる。

ゴミ屋敷で死ぬ

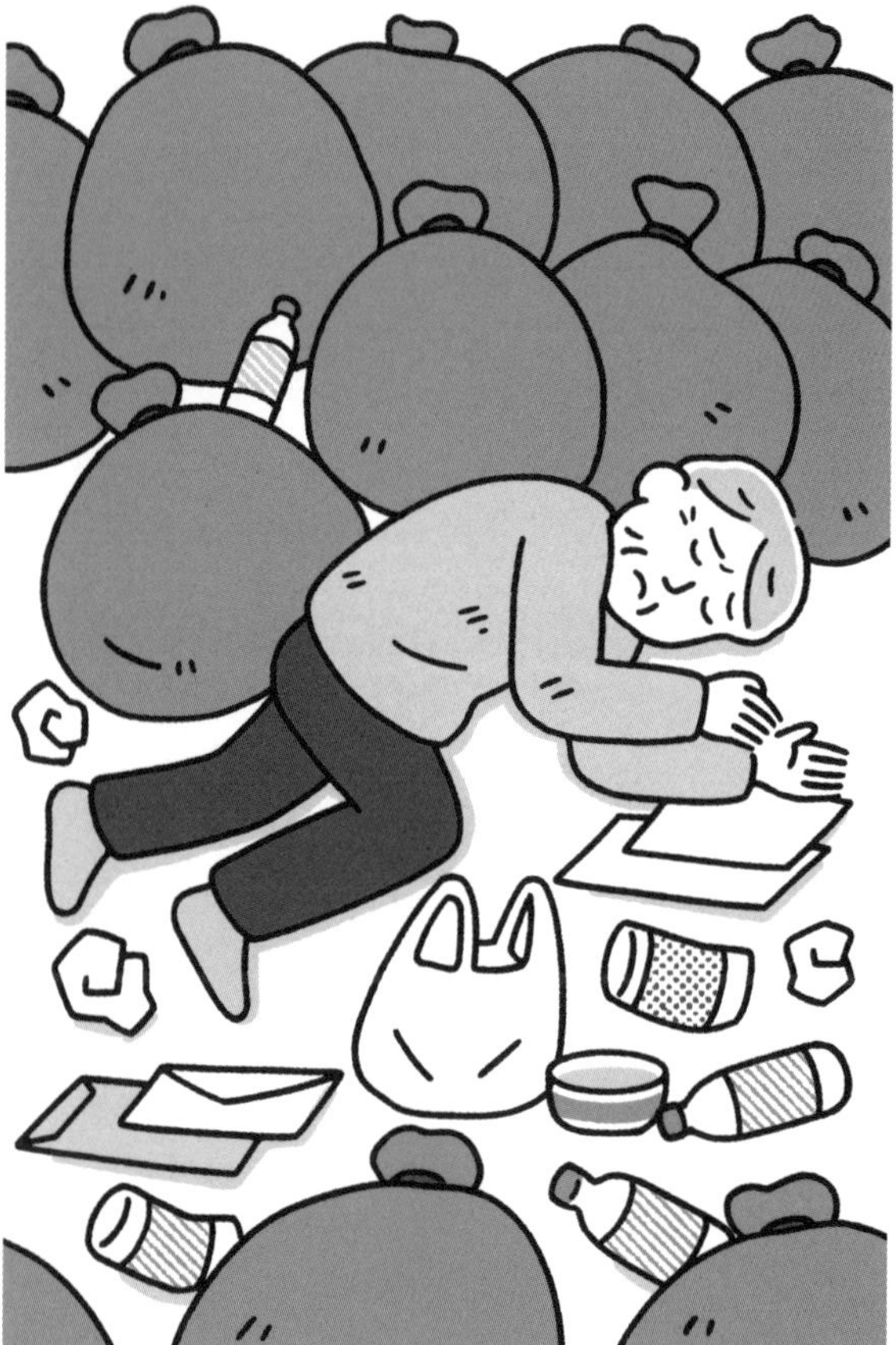

Keyword ｜ 異常環境

定期的にニュースなどで話題になる「ゴミ屋敷」。居住している建物の周囲や庭先に、大量のゴミが放置されている様子をイメージされる方も多いと思います。居住者が溜めこんだゴミだけではなく、なんと別の場所からわざわざゴミを持ってくる例もあるようです。

ゴミ屋敷の居住者の多くは、「これはゴミではない」と片づけません。そして、悪臭や害虫が発生して周囲にまで影響を及ぼすなど、社会問題化してしまいます。こうした環境を作るのは高齢者に多く、医学的には「強迫性障害」という精神疾患の一種が背景にあると報告されており、極めて難しい問題です。

ところで、私たち法医学者は、「孤独死」「孤立死」と呼ばれる一人暮らしの高齢者の自宅での死亡を多く取り扱います。

多くは普通に日常生活を送っている人ですが、まれに発見現場の室内に大量のゴミが堆積している場合があります。なかには、室内はゴミだらけにもかかわらず、外観だけではゴミ屋敷とはわからないケースもあるのです。

室内に堆積しているゴミは、口を縛ったゴミ袋のこともあれば、スーパーやコンビニ弁当の空のパッケージ、飲み物の缶やペットボトル、雑誌、潰れた段ボール箱などさまざま。どちらかというと、ゴミをよく出す人というより、ゴミを捨てられない生活をしている人が多いと感じます。

近隣住民から「最近見かけない」との通報を受けて、管理人や大家さんが確認しようとするものの、あまりのゴミの量にはばまれて断念。二次的に通報を受けた警察官が、ゴミをかき分けて室内に入り、ようやくゴミの中に埋もれるようにして亡くなっている姿が発見される――。

こうした環境で亡くなる高齢者の場合、脳血管疾患や心血管疾患などの病気が多いことに変わりないのですが、季節によっては死因に偏りが生じます。

「ゴミ」が命を奪うメカニズム

夏の暑い時期、ゴミ屋敷で亡くなる方に多い死因は「熱中症」。

ゴミの堆積で通気性が低下しているうえ、エアコンや扇風機を使わないと室内に熱気がこもります。

さらに、暖められた空気は上に移動するという性質があるため、溜まったゴミの上で生活している人は、熱気の影響を特に受けやすいわけです。

こうして身体からの放熱がうまくできなくなる「うつ熱」状態になり、体温の上昇に歯止めが利かなくなる熱中症になって、亡くなってしまうのです。

一方で、冬の寒い時期に多いのは「低体温症」、いわゆる「凍死」です。

古い木造住宅の1階に住む人に多いのですが、床にゴミが堆積すると、夏場とは逆に、床に向かって放熱が促進されます。冷やされた空気は下に移動する性質があるため、冷気がゴミの堆積している床のほうに流れてしまうのです。

また、ゴミはどんな種類であっても、布団などと比べれば放熱しやすい素材なので、その上で生活していると、体温が奪われ低体温症になってしまうわけです。

寒暖感覚の鈍くなっている高齢者は、変化する環境をうまく認知できません。

ゴミを溜めこむことは社会問題になるだけでなく、人体にも多大な影響を及ぼすので、適切なゴミの管理を心がけてほしいと思います。

⚠ このような危険を避けるには……

・ゴミはこまめに捨てて溜めこまない。
・夏場は室内の通気性をよくし、適切に冷房を使用する。
・冬場は室外への放熱を抑えるように工夫し、適切に暖房を使用する。

3章

外出先に潜む死の危険

くしゃみで死ぬ

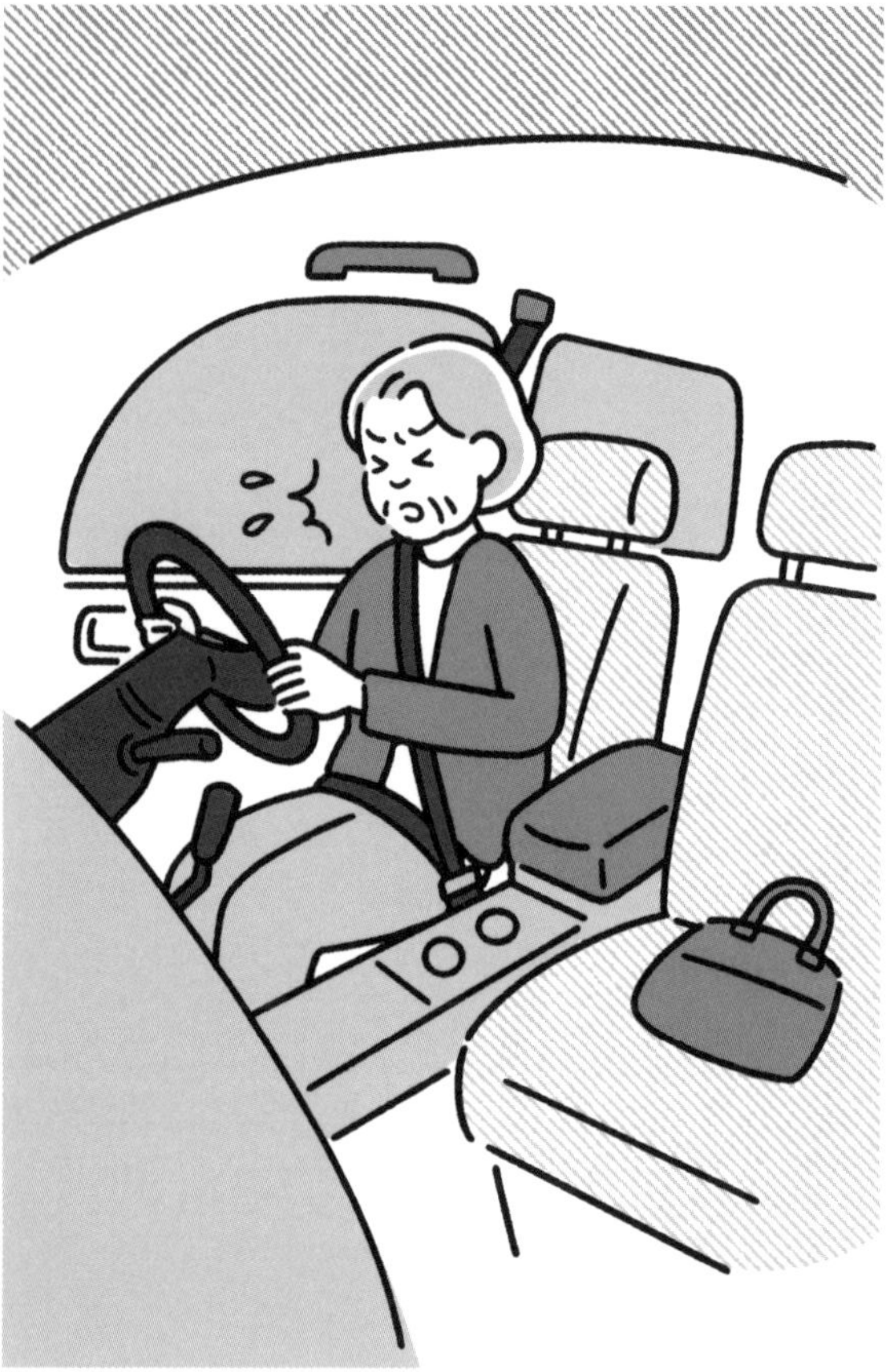

Keyword　失神、肋骨骨折

花粉の季節、花粉症の方はくしゃみが止まらなくなってしまいますね。

海外でくしゃみをすると「God bless you.（神のご加護を）」と声をかけられます。これは、くしゃみで「身体から魂が飛び出る」と信じられていたことや、過去に流行した「ペスト（黒死病）」の初期症状がくしゃみだったことに由来するそうです。


本来、くしゃみは気管や肺などの気道内に、微生物や細菌、ウイルスなど外部からの異物が侵入するのを防ぐ機能です。また、花粉やハウスダストによるアレルギー、鼻粘膜の血管運動、自律神経の反射、刺激物による反射など、さまざまな原因でも生じます。


くしゃみをすると、唾液は2～3メートル、噴霧《ふんむ》したガス状であれば7～8メートルほどの距離まで飛ぶと言われています。そのスピードは時速50キロメートル以上。

さらに、くしゃみ一回で消費するエネルギー量は、約4キロカロリーだそうです。

数値で見るとたいしたことはないと思われるかもしれませんが、瞬時にこのような症状を引き起こせば、人体には相当な負荷がかかるものです。くしゃみは多くの筋肉を使うため、連発すれば体力を消耗し、通常の呼吸がしにくくなることもあります。

さらに、前触れがないため自分でコントロールすることができず、ほかの行動ができなくなったり、目をつぶったりしてしまいます。

飲み物を持っているときにくしゃみをして、勢いでこぼしてしまった経験はないでしょうか？　飲み物をこぼす程度で済めばいいのですが、高齢者の場合、予期せず生じるくしゃみによって、なんと生命の危険にさらされることがあります。

くしゃみの衝撃で骨が折れる!?

一つは、くしゃみによる失神です。

くしゃみの仕方や体勢によっては、首に負担がかかり意識を失うことがあります。これは、首と顎《あご》の境目に位置する「頸動脈洞《けいどうみゃくどう》」という部位に、刺激が及ぶためです。「頸動脈洞」には、脳への血流を監視する機能があり、刺激が加わると脳の血流を下げようとして脈を遅くさせます。この反射によって脳血流が低下し、失神してしまうのです。

これが死に直結することはなくとも、失神が原因で転倒や転落、溺水、交通事故などの重大な二次被害につながることがあります。実際に、「運転中のくしゃみによる失神が原因である」と裁判で認定された交通死亡事故もありました。
もう一つの危険性は、肋骨骨折。
くしゃみの負担は、呼吸運動を司る肋骨にかかりやすいので、骨が弱くなっている高齢者は危険です。肋骨は呼吸で大きく動かす骨なので、骨折すると痛みで呼吸が浅くなり、二次的に肺炎や呼吸不全など重篤な合併症を併発する可能性があります。

このように、くしゃみは身体に相当な負荷がかかるのですが、だからといって、くしゃみを無理に止めようとするのはやめましょう。たとえば、口や鼻を手で強く圧迫するようにして覆うなどすると、さらに負荷がかかって、気道の損傷やぎっくり腰などほかの傷病を併発することもあるので、絶対にやってはいけません。

このような危険を避けるには……

- くしゃみが続くようなら、耳鼻咽喉科系の病院を受診する。
- くしゃみの後に身体の痛みを感じたら、整形外科系の病院を受診する。
- 口や鼻を無理やり押さえてくしゃみをしない。

自然毒を食べて死ぬ

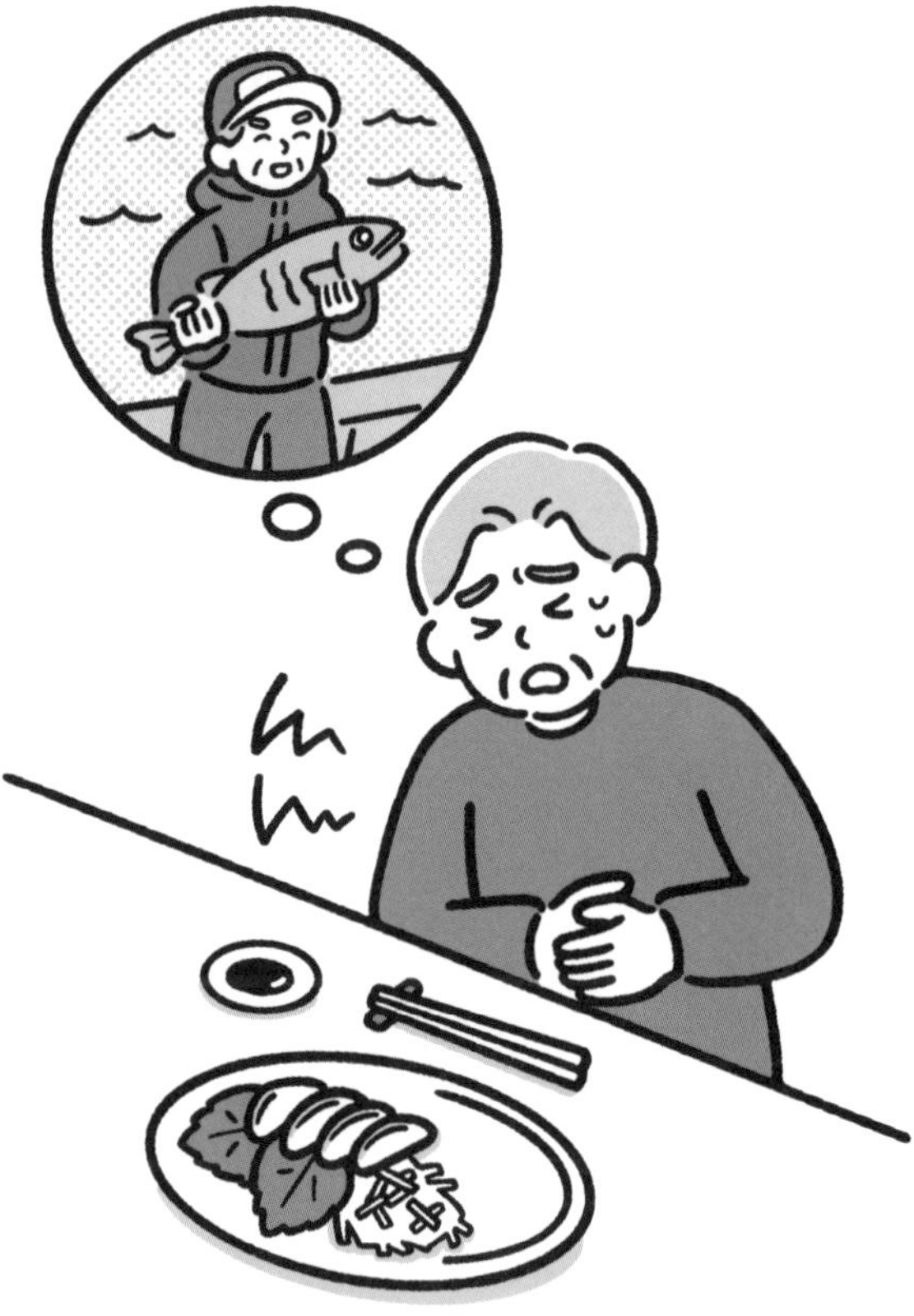

Keyword　誤食

「天然もの」「自生の植物」と聞くと、安全で健康にいい印象があるかもしれません。しかし、自然界のものほど、数え切れない種類の有毒成分を持っています。

動物や植物がもともと保有していたり、食物連鎖の過程で取りこまれたりした有毒成分を「自然毒」といいます。自然毒による被害は、知識不足による誤食がとても多く、毎年、日本各地で多くの人が食中毒を起こしています。

被害者は圧倒的に高齢者が多く、死亡者も毎年出ているほどです。


人体に害を及ぼす動物由来の自然毒として最も多いのは魚介類で、フグ毒の「テトロドトキシン」が有名です。日本国内でも毎年10~50人が中毒となり、死亡者が出る年もあります。その多くは、釣り人や素人による家庭料理が原因です。

「テトロドトキシン」は調理の際の加熱でも無毒にならず、摂食後、短時間でしびれや麻痺症状などが出て、呼吸困難を引き起こします。死の危険性が非常に高いので、フグ調理師免許を持っていない人は絶対にフグを調理してはいけません。

このほかにも、イシガキダイなどに含まれる「シガテラ毒」、アオブダイなどに含まれる「パリトキシン様毒」、さらに貝の毒などがあります。

変わったところでは、バラムツなどの魚に含まれる脂質成分。

脂質そのものに毒性はないので厳密には毒素ではないのですが、人体ではこれを分解・消化・吸収することができないので、本人も気づかないうちに肛門から脂成分が水のように垂れ流されるという、ある意味で恐ろしい症状が出ます。

バラムツは相当おいしいらしいのですが、この症状が出れば脱水になりやすいため、体力が低下している高齢者は決して興味本位で食べないでください。

意外と身近に潜んでいる「毒」

植物由来の自然毒では「キノコ毒」がよく知られています（正確にはカビに近いので植物ではないのですが）。ただ、意外にも身近なところに、もっと怖い自然毒があります。

一つは、ジャガイモによる食中毒。

放置していたジャガイモの皮が緑色に変色していたり、芽が出ていたりしたら、「ソラニン」という有毒物質が発生している証拠です。食べてしまうと、嘔吐や下痢、腹痛や意識障害、呼吸困難を引き起こし、重症化すれば死に至ることもあります。

ジャガイモは収穫や購入後の新鮮なうちに食べ、もし皮や芽の根本が緑色になっていたら確実に取り除きましょう。「ソラニン」は水に溶けやすいので、しっかり茹《ゆ》でるのも対策の一つになります。

もう一つは、イヌサフランという野草による食中毒。行者《ぎょうじゃ》葉はにんにく、球根はジャガイモやミョウガに似ています。含まれている「コルヒチン」が中毒症状を引き起こし、下痢や嘔吐から多臓器不全などに陥って、死に至ることがあります。実は、近年で自然毒による死亡者を一番多く出しているのが、このイヌサフランの誤食なのです。

素人の判断で自然のものを食べたり、人に譲ったり、売ったりすることは絶対にやめましょう。

このような危険を避けるには……

- 素人は絶対にフグの調理を行なわない。
- 興味本位でバラムツを食べない。
- 「間違いなく食用」と判断できない植物は口にしない。

田んぼを見に行って死ぬ

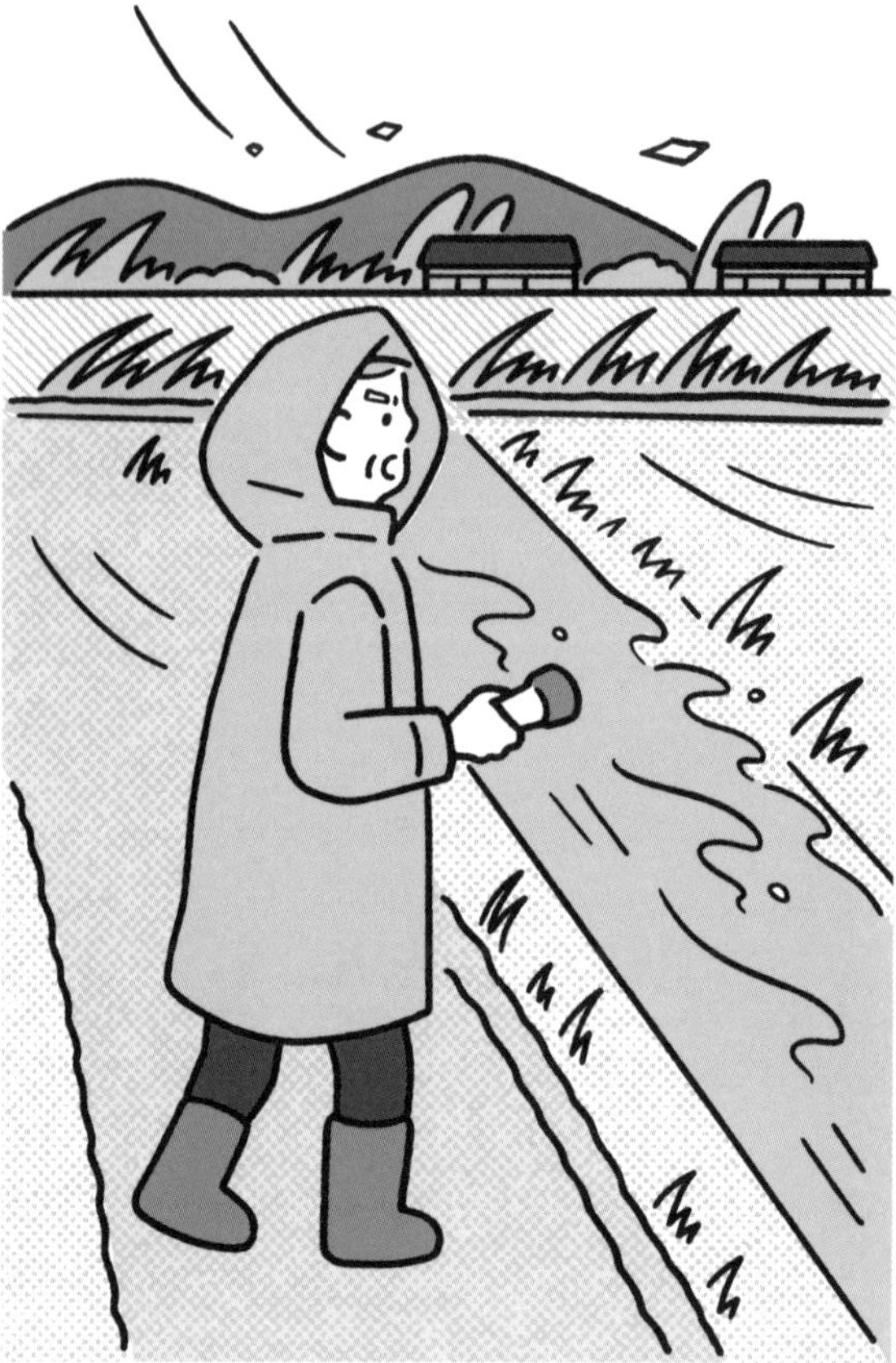

Keyword　溺死

近年、異常気象がさまざまな災害を引き起こしています。

農作物の生育に影響を与える豪雨災害も日本各地で起こっていますが、まれに「悪天候の中、田んぼを見に行って亡くなった」というニュースを聞いたことがあるはずです。実際、日本全国で毎年50人、もしくはそれ以上の人が、悪天候の日に田んぼの周りにある用水路で亡くなっています。その多くが、65歳以上の高齢者です。

東京に居住していたときは、「様子を見に行っても田んぼの状況は変わらないのに、なぜ豪雨の中、行ってしまうのだろう」と不思議に思っていました。しかし、米どころの宮城県に住むようになって、初めて田んぼへ行く理由を知りました。

まとまった雨が降ると、増水した用水路の水が田んぼに流れこみ、農作物の生育に影響を及ぼしてしまいます。ひどい場合は、一緒に流れこむ泥やゴミで水路が詰まってしまいます。そのため農家の方々は、水量を調整したり、水路の詰まりを取り除いたりしようと、田んぼに向かってしまうのです。

田んぼの周りには、農業用灌漑《かんがい》である用水路が張りめぐらされています。そして、悪天候が続いたある日、農家の人がそんな用水路内で倒れているのを発見されることがあり、私たちが解剖を担当する機会も少なくありません。

高齢者ですから、心筋梗塞や脳出血が原因で用水路に転落した可能性も否定できないため、解剖で死因を判断することになります。多くのケースでは、行動不能になるような病気は認められず、気道内に水分が充満している所見などから、死因は「溺水による窒息」と判断され、作業中の事故死という扱いになります。

稲作農業ではトラクターや田植え機、コンバイン、トラックなど複数の車両を使用するため、用水路に通行の邪魔になる「安全柵」を設置していないところがほとんどです。そこに雨が降り続けば、農道にも雨水が溜まって用水路と田んぼの境界が判別しにくくなります。さらに、雨で視界が悪い状態であれば、たとえ通い慣れた田んぼであっても、誤って用水路に転落してしまうのです。

生活を守るか、命を守るか

以前、大雨の日に田んぼに向かった農家の人が、井戸のように深い用水路に転落し、死亡していたのを解剖する機会がありました。

現場は、溜まった雨水で農道と用水路との境目がわからないような状況でした。さらに、亡くなった人が現場に乗りつけた軽トラックは、その深い用水路の真横のあぜ道すれすれに駐車してあり、発見時には運転席のドアは開いたままでした。

つまり、軽トラックから降りようとした際、まるで落とし穴に落ちるように、そのまま真下の用水路に落ちてしまったのです。

悪天候の中、田んぼに行かなかったために農作物がダメになってしまうことは、農家にとっては死活問題です。しかし、それは死ぬこととは比べられません。

周囲の安全が確保できない天候の日には、命を優先し、田んぼを諦める勇気も大事ではないでしょうか。

このような危険を避けるには……

- 悪天候のときには田んぼに行かない。
- どうしても行く場合は複数人で行動し、危険時の連絡手段を準備する。
- 用水路に安全柵を設置する。

車道に飛び出して死ぬ

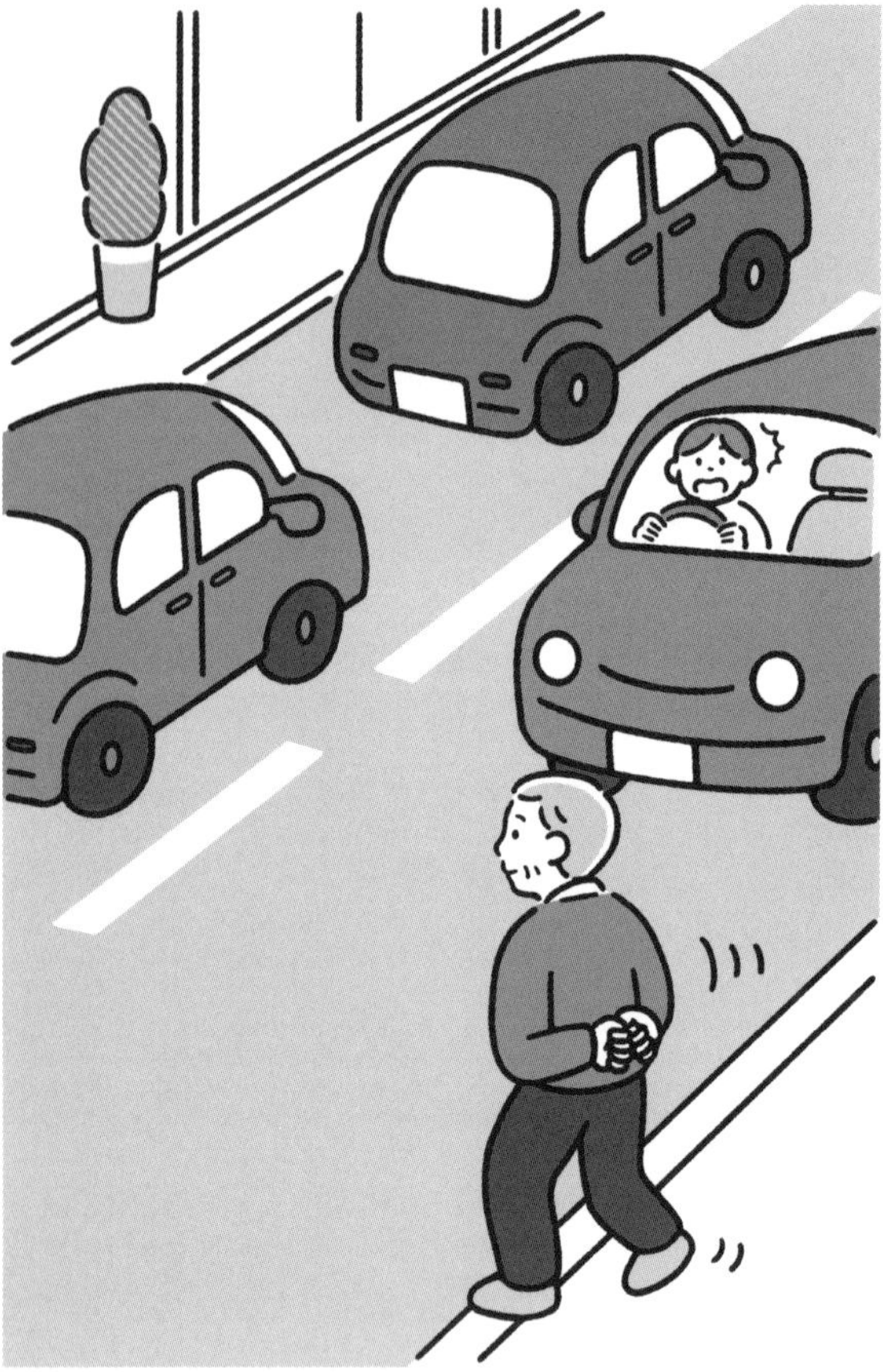

Keyword | 交通事故

高齢者の場合、道路横断中の事故が4分の3近くを占める

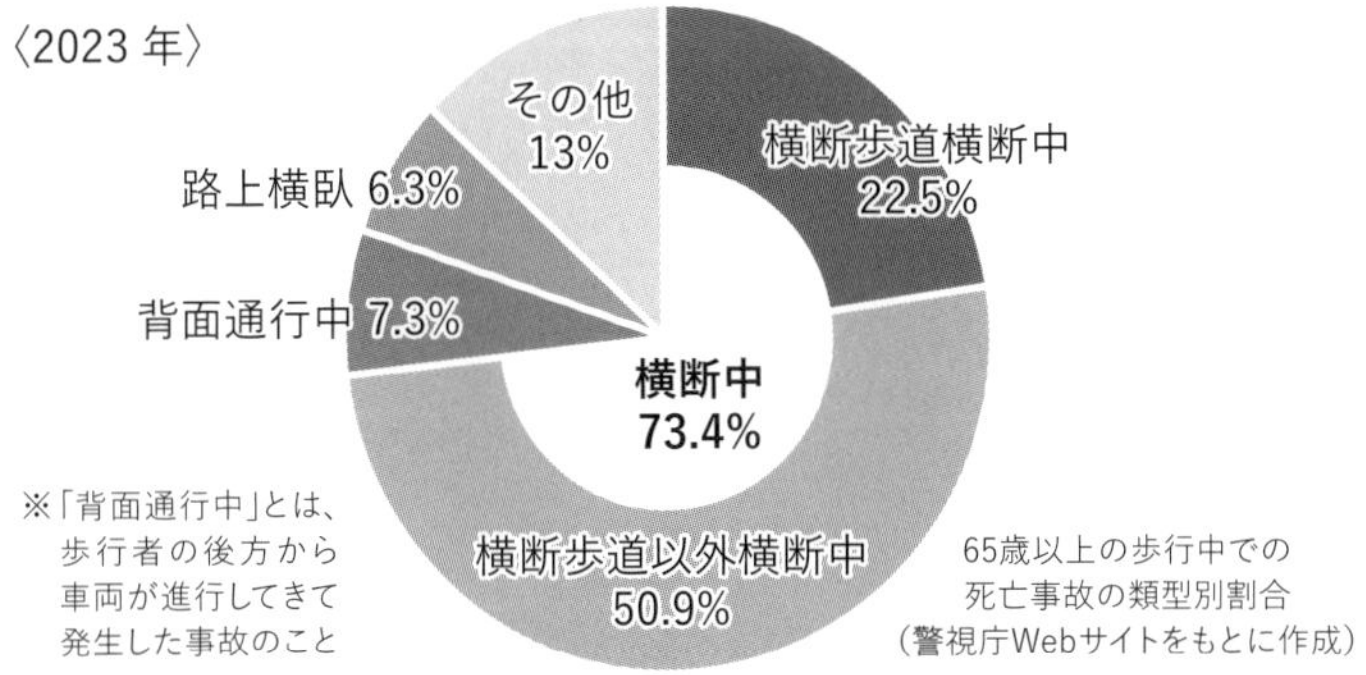

※「背面通行中」とは、歩行者の後方から車両が進行してきて発生した事故のこと
65歳以上の歩行中での死亡事故の類型別割合
（警視庁Webサイトをもとに作成）

日本における交通事故は減り続けている、と思っていませんか？

実際は、歩行者の交通事故死者数は２０２３年になって増えています。２０２４年はわずかに減少したものの、欧米諸国と比べても、日本は歩行中の交通事故死亡者数の割合が高いのです。

２０２３年の統計では、交通事故による死亡者数の約40％が歩行者で、発生件数、死亡者数ともに65歳以上の高齢者が最多となっています。

さらに65歳以上の歩行者の死亡事故を類型別に見ると、「横断歩道を含む道路の横断中」が最も多く、約73％と報告されています（図版参照）。

近年、信号機のない横断歩道を渡ろうとしている歩行者がいるにもかかわらず、一時停止しない車両が多いことが社会問題になっています。

歩行中に自動車だけでなく、オートバイや自転車などに衝突されると、低い速度であっても高齢者は容易に転倒し、路面に頭を打ちつけたり、足を骨折したりして、重篤な傷害を被る危険性があります。

事故が発生したら、警察や保険会社は「過失割合」を検討します。交通事故の当事者にどれくらいの責任があるか数値で表すのです。

道路横断中の事故は、圧倒的に自動車側の過失割合が高くなるのですが、ただ、実際は歩行者の信号無視、横断歩道外の横断、飛び出しなどの違反が事故原因であることも少なくありません。

運転手は見ていない、かもしれない

高齢者でよくあるのは、道路を横断する際に、「進行してきた自動車の速度が遅くなった」と勘違いしてしまうケースです。「運転手に認識されているだろう」と思いこんで無理に横断してしまい、衝突されてしまいます。

高齢者は視力や聴力などの感覚が鈍り、体力や反射神経も衰え、さらには交通ルールの理解力、認知力も低下しています。これらが複合的に作用するため、歩行中に事故に遭いやすいのです。

ちなみに、歩行者の交通事故の多くは、自動車の運転手が歩行者を目視で確認しにくくなる夕方の時間帯に発生しています。そもそも目立ちにくい色彩の服装を着がちな高齢者は、余計に自動車側から認識されにくいのでしょう。

自動車の運転手が、必ずしも歩行者を認識しているとは限りません。高齢者の方は、道路を横断する際には明確な意思表示を行ない、自動車の動きや安全をしっかり確認しましょう。

このような危険を避けるには……

・明るい色の服装や反射材を身につけるなど、目立つ工夫をする。
・無理な横断や横断歩道外を横断しないように、交通ルールを遵守する。
・横断の際には意思表示を行ない、自動車の動きを確認してから横断する。

蚊に刺されて死ぬ

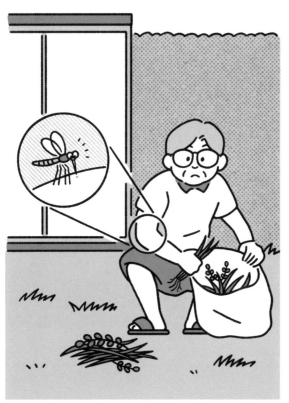

Keyword　蚊媒介感染症

世界には3500種類以上、日本には100種類ほどの蚊が存在すると言われています。そのうち人を刺して吸血するのは20種類ほど。身近にいる代表的な蚊としては、ヒトスジシマカ（ヤブカ）、アカイエカ、チカイエカが知られています。

蚊は人を刺すと、皮膚に微量の唾液を注入します。人体はその唾液にアレルギー反応を起こすため、「赤み」や「かゆみ」が生じるわけです。

ただ、かゆいだけならいいのですが、蚊から運びこまれた微生物でさまざまな感染症を引き起こす危険もあります。蚊が媒介して起こす代表的な感染症には、「日本脳炎」「ウエストナイル熱」「デング熱」「チクングニア熱」「ジカウイルス感染症」などのウイルスによるものや、「マラリア」などの原虫によるものがあります。

「日本脳炎」は、豚が保有するウイルスを「コガタアカイエカ」が吸血して運び、その蚊に人が刺されることで感染するものです。日本では大正時代に流行し、6000人以上の患者、3700人以上の死亡者を出しています。その後、昭和時代にも流行して多数の患者を出しましたが、その際にウイルスの分離に成功し、現在の日本脳炎ワクチンができました。それでもいまだに年間数名の患者が出ています。

マラリアは、熱帯・亜熱帯地方でいまだに流行している原虫による感染症で、「ハマダラカ」によって媒介されます。ちなみに原虫とは、細菌よりも大きい単細胞の微生物のことです。

最近では、2014年に都内で100人以上の「デング熱」患者が発生する事態が起きました。デング熱はもともと熱帯・亜熱帯地域で流行する感染症で、日本国内での発生はほとんどありません。

当時の患者は、都内の代々木公園に訪れた人たちでした。海外で感染していた人が公園内の複数の蚊に刺され、それらがほかの人を刺したことで発生したものと推測されています。

「最近、蚊に刺されなくなったんだ」

ところで、蚊に刺されたときの「かゆみ」は厄介ですが、刺されたことを私たちに知らせるものでもあり、感染に対する危険性を早期に察知できる症状とも言えます。

私が東京に住んでいたころ、地元町会の手伝いをしていたときのことです。

夏場は、使用している物置小屋の周辺に蚊が多かったので、いつも虫除けスプレーを使っていました。そこに当時70歳を過ぎた町会長がやってきて、「最近、蚊に刺されないからスプレーを使わなくなったんだよ」「年取ると血がまずくなるのかなあ」なんて冗談めいた話をしていたのです。

しかし、よく見るとたくさんの蚊がたかって、しっかり町会長を刺していました。つまり、高齢になってアレルギー反応が弱くなったため、刺されたところが赤くなることも、かゆみを感じることもなくなるわけです。

蚊に刺された自覚症状がなくても、感染症にかかる可能性はあります。蚊への対策は、年齢にかかわらずしっかり講じておくことが大切です。


このような危険を避けるには……

- 蚊を発生させない環境を整える。
- 虫除けスプレーなど、蚊に刺されない予防策をとる。
- 海外に行く際には、現地の感染症の情報を事前に把握する。

徘徊して死ぬ

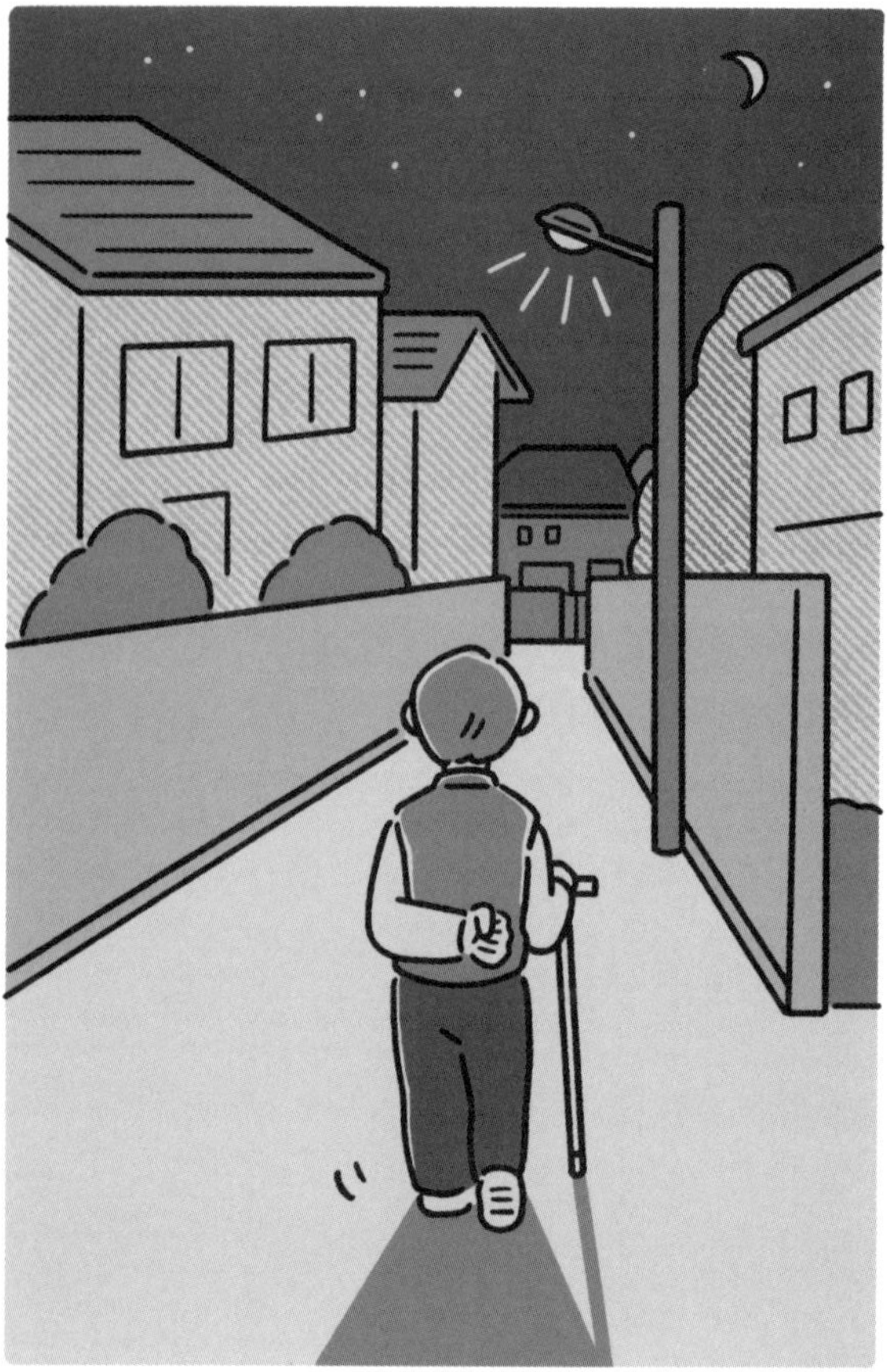

Keyword | 認知症

親や友人、パートナーなど、身近な人が認知症を患っている方もいらっしゃるでしょう。内閣府によると、2025年には高齢者の5・4人に1人が認知症になると推計されています。

認知症はその原因によって、「アルツハイマー型認知症」「脳血管性認知症」「レビー小体型認知症」などに分類されます。なかでも、認知症の約7割を占めている「アルツハイマー型認知症」は、加齢や遺伝によって脳の神経細胞に「アミロイドβ」というタンパク質が溜まることで生じます。

近年では、糖尿病や高血圧など生活習慣病との関連が明らかになってきていますが、詳細な原因についてはいまだ不明です。初期症状は物忘れや記憶障害で、重症化すると徘徊《はいかい》するようになり、一人で日常生活を送ることができなくなります。

このほかにも、さまざまな原因の認知症がありますが、共通しているのは「発症が60歳以上に多く」「脳が萎縮している」ことです。また、症状は認知症の種類によって異なりますが、重症化すると家をいつの間にか抜け出して徘徊し、行方不明となってしまうことも共通しています。

当てもなく歩いている……わけではない

以前、とある敷地に設置されている物置と、その裏にある壁との隙間に、立った姿勢のまま挟まって死亡していた高齢者のご遺体を解剖する機会がありました。

その隙間は人が通れないほど狭く、ご遺体を引きずり出すのも困難だったそうです。解剖によって、死因は物置と壁に挟まれたことによる「胸腹部圧迫による窒息死」と判断されました。

亡くなった人は、発見前日にいつの間にか家からいなくなり、家族から行方不明の届け出がされていました。聞けば、以前から認知症の症状があり、これまでにも何度か家からいなくなって、徘徊しているところを保護されたことがあったそうです。

このほかにも、認知症の方が車道の真ん中を歩行していて車に衝突されたり、線路を歩行していて電車にはねられたりした交通事故の例もありました。外に長くいたことで、暑い季節に熱中症、寒い季節に低体温症で亡くなるケースもあります。

徘徊というと、「当てもなく歩き回る」イメージがあります。しかし実際には、空腹で食事を探したり、トイレを探したり、物を探しに出かけたり、会社勤めしていたころの出勤時間に家を出たりなど、本人にとっては理由があることも多いそうです。家族や介護する人は心配でしょうが、徘徊については叱責したり拘束したりしないであげてほしいと思います。理由を尋ねるときは、あくまで穏やかに。また、規則正しい生活リズムを作ってあげることも大切です。

ちなみに、徘徊当日に発見された場合には80％以上ある生存率が、5日以上経過すると0％になると言われています。徘徊の可能性がある高齢者が身近にいる場合は、ご家族だけでなく、地域ぐるみで対策してもらう必要があると思います。

このような危険を避けるには……

・習慣的に訪ねていた場所や、日々の行動などを把握する。
・迷子に備えて、常に連絡先がわかるものを身につけてもらう。
・地域包括支援センターなどを利用し、地域との連携をはかる。

軽い交通事故で死ぬ

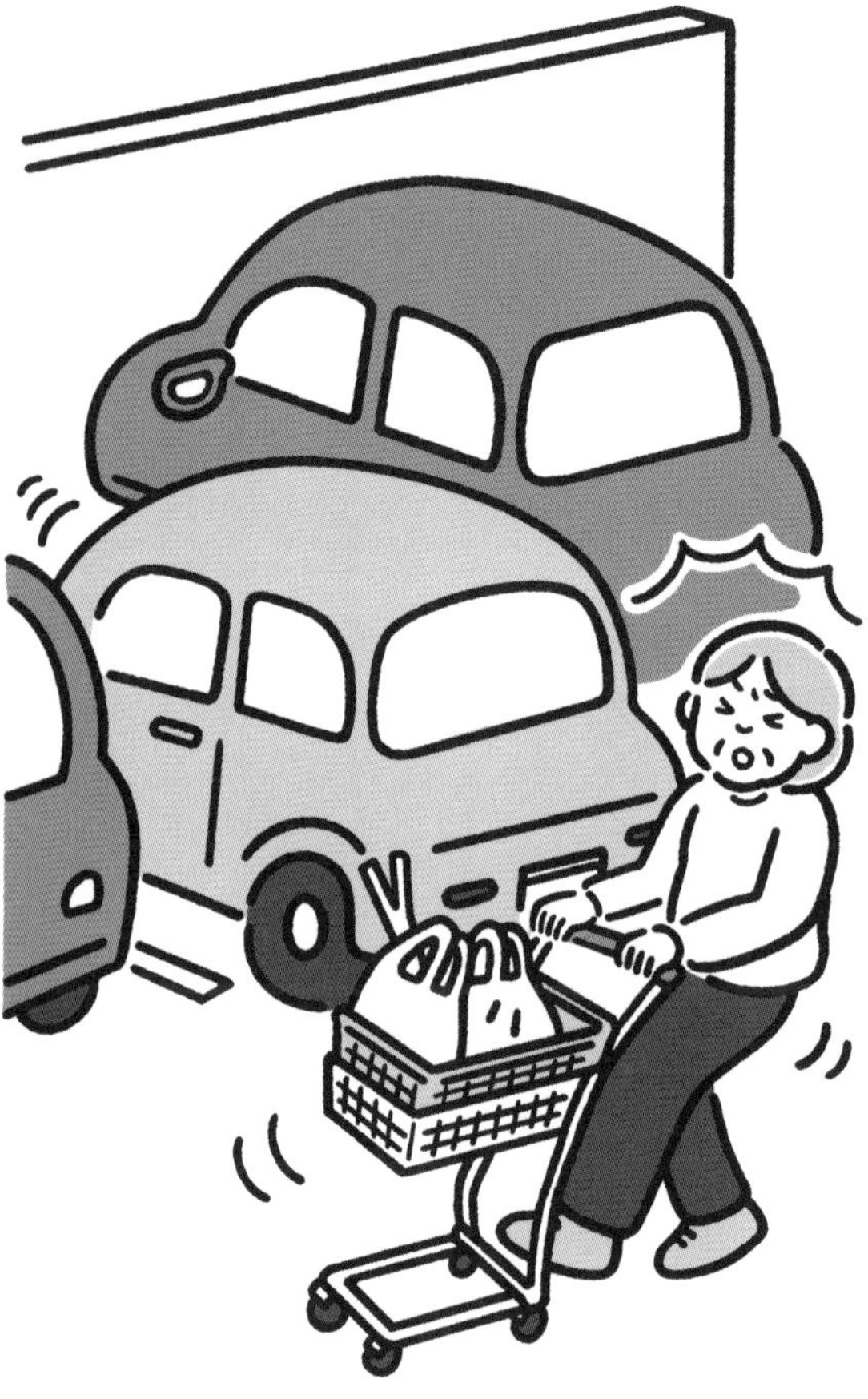

Keyword　遅発性外傷性脳内出血

高齢者がスーパーの駐車場を歩いていたら、車に接触してしまい転倒——といった事故はよく耳にします。車も駐車スペースから出ようと、時速5キロメートルくらいでゆっくり走っているときなので、接触自体は軽く済みます。

ですからぶつかった人も、はずみで後ろに転倒し、軽く路面に後頭部をぶつけたくらいで大きなケガはありません。ただ人身事故には違いないため、後々の手続きのためにも一応病院に搬送され、全身のエックス線撮影やCT撮影を行なって、「異常なし」のお墨つきをもらって無事に帰宅します。

ところが、その人が翌日、布団の中で亡くなっていた例が実際にありました。

高齢者なので病死の可能性が高いものの、念のため解剖してみると、脳の前部にある前頭葉を中心に大量の血の塊（血腫）があったのです。さらに血腫の周囲をよく見ると、微細な「脳挫傷《ざしょう》」があり、そこから出血したことが判明。死因を「外傷性脳内出血」と判断するに至りました。

転倒して頭をぶつけると、その反動で脳は反対側に動き、ぶつけた箇所とは対極にある部位を、頭蓋骨の内側に打ちつけてしまうことがあります。これを「反衝損傷」

「対側損傷」と呼ぶのですが、まさにこのとき亡くなった高齢者は、後頭部をぶつけたことで、逆側の前頭葉に脳挫傷を起こしたのです。

ダメージは後から効いてくる

また、高齢者が「遅発性」の出血を起こすこともよくあります。これは、外傷を受けた当初は出血せず、時間や日数が経過してから出血することです。原因は正確には解明されていませんが、特に高齢者に多いことで知られています。

ちなみに、搬送された病院で撮影した頭部ＣＴを後からチェックすると、実は当初から前頭葉に軽い脳挫傷があったとわかることもあります。

こうなると、当初は軽微な人身事故と思われていたものが、「自動車接触、転倒による頭部打撃にもとづく遅発性外傷性脳内出血」で被害者が亡くなったとされ、運転手が「自動車運転過失致死傷罪」に問われる重大事故へと発展するのです。

こうしたケースの場合、私たちはまれに複雑な裁判に巻きこまれます。

刑事裁判では運転手が罰せられますが、逆に運転手が、損害賠償請求を争う民事裁判で病院を訴えるのです。いわく、病院で適切な診断や処置を施さなかったために自分が被疑者になった、と裁判を起こします。

それに加えて、亡くなった高齢者のご家族が運転手と病院の双方を訴えれば、一つの死亡事故で三つの裁判が行なわれることになり、鑑定医としては対応が複雑になってしまいます。

とにかく、たとえ軽い接触であったとしても、軽く考えてはいけません。

万が一、頭をぶつけた場合には、検査で問題がなかったからと油断せず、遅発性の危険性をきちんと意識して過ごしてください。体調不良の兆候があったら、迷わず速やかに受診することが大切です。

このような危険を避けるには……

- 当初は症状がなくても、遅れて生じる可能性があることを認識する。
- 頭をぶつけないように用心して行動する。
- 家族や身近にいる人は、本人の様子を注意深く観察する。

飛行機に乗って死ぬ

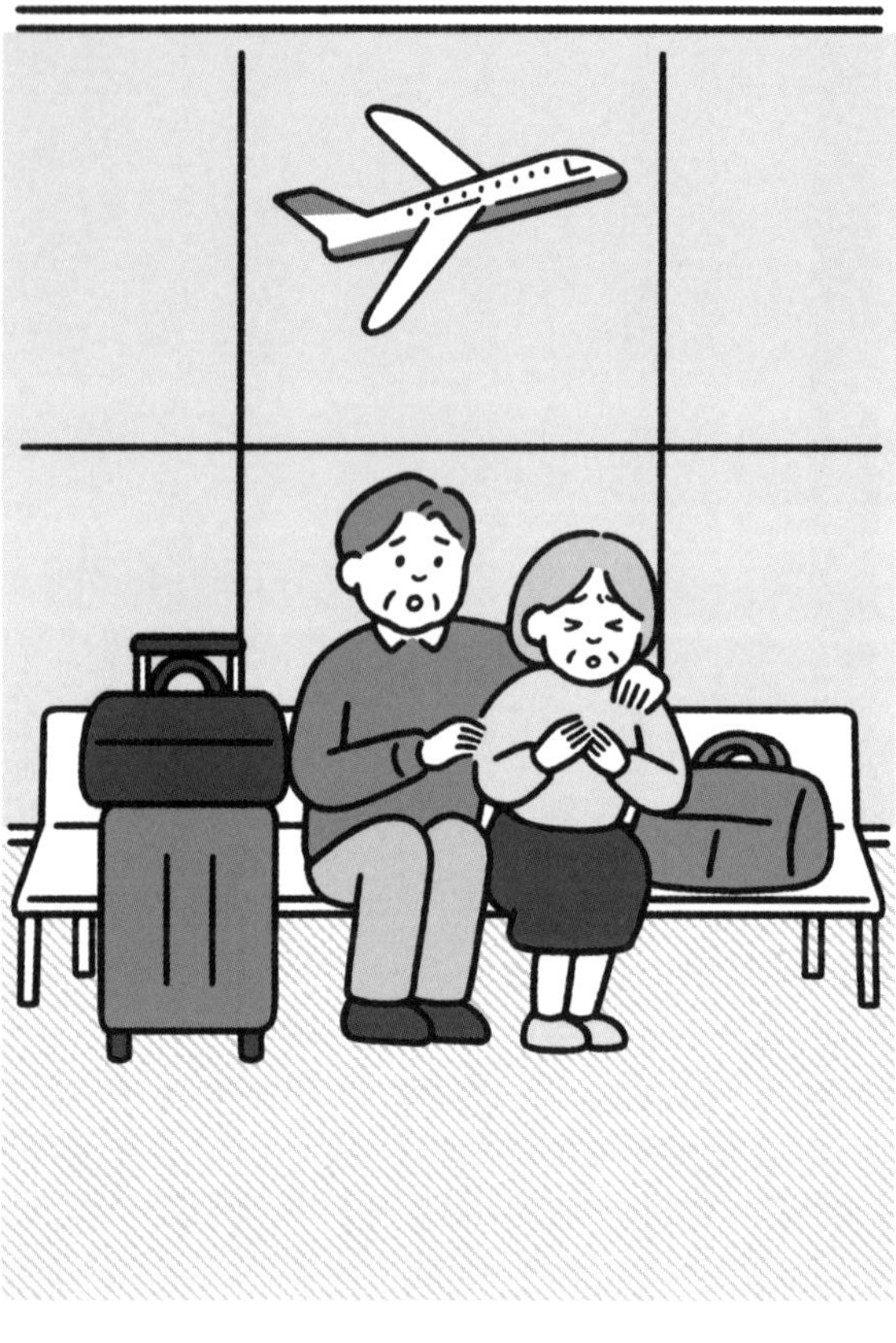

Keyword | エコノミークラス症候群

「エコノミークラス症候群」という名前を聞いたことがありますか？

最近では「ロングフライト血栓《けっせん》症」とも呼ばれるようになったそうですが、これらの呼び方は、肥満傾向の中高年女性が飛行機のエコノミークラスを使って移動後、到着ロビーで倒れこむなどして発症したことに由来します。


肥満や、中性脂肪などが高くなる脂質代謝異常、血糖値が高くなる糖尿病などを患っていると、普通の人よりも血液がドロドロになっています。そのような人が、搭乗中に「トイレに行きたくない」という理由で水分を摂らずにいると危険です。

フライト中の飛行機内は気圧が下がって乾燥も進むため、脱水によって血液のドロドロが進行します。さらに、狭い座席に身体を押しこんで長時間ジッとしていると、足から心臓に戻る血流が停滞し、ふくらはぎを通る血管の中で「血栓」という血の塊を作ってしまいます。

そして到着後、飛行機から降りて歩き、足の血流が復活すると、ふくらはぎで作られた血栓が血流に乗って運ばれます。そして血栓が心臓を経由し、肺の血管である肺動脈に到達してしまうと血管を塞いで、血流障害を起こしてしまうのです。

避難所でも、水分補給は忘れずに

ただ、これはなにも飛行機のエコノミークラスに乗っているときのみに発症する病気ではありません。

私たち法医学者は、警察や役所にこの疾患の発症予防策や対策を伝えています。特に注意を促しているのは、「災害時」の対策です。

地震や豪雨の際、被災者は集団での避難生活や、車上生活を余儀なくされます。そのような環境では身体を動かす機会が減るため、血流が停滞しやすくなります。

特に、体育館で集団生活をしている場合、周りに迷惑をかけたくないし、衛生的でない仮設トイレしかないこともあって、トイレに頻繁に行かないようにするため水分の摂取を我慢する人が多くなります。もし、その人が高齢で肥満傾向、もともと糖尿病などを患っている場合、血液はさらにドロドロになって血栓が作られやすくなり、エコノミークラス症候群を発症する危険性が高くなってしまいます。

そのため、避難生活をしている人に十分な水分を摂ってもらうよう促すことは大切です。また、衛生的にきれいなトイレをたくさん設置し、いつでも気軽に行ける環境作りをすることも被災地では重要です。

東日本大震災後、お笑いタレントのサンドウィッチマンさんが、災害時に使用できるトレーラータイプの仮設トイレを寄付されたそうです。衛生的かつトレーラータイプなので、道路さえあればどこにでも設置できるメリットがあります。疾病対策に役立つ、素晴らしい寄付であると感心しました。

東日本大震災を身近に経験した彼らだからこその、アイデアと気遣いなのでしょう。災害の難を逃れた命を守るためにも、日本全国で災害時のトイレ事情がよくなるように、対策が講じられることを望んでいます。

このような危険を避けるには……

・血液がドロドロになる病気に対して、日頃より適切な治療を受ける。
・脱水にならないように注意する。
・息切れなどの症状が急に出はじめたら、速やかに受診する。

葬儀場で死ぬ

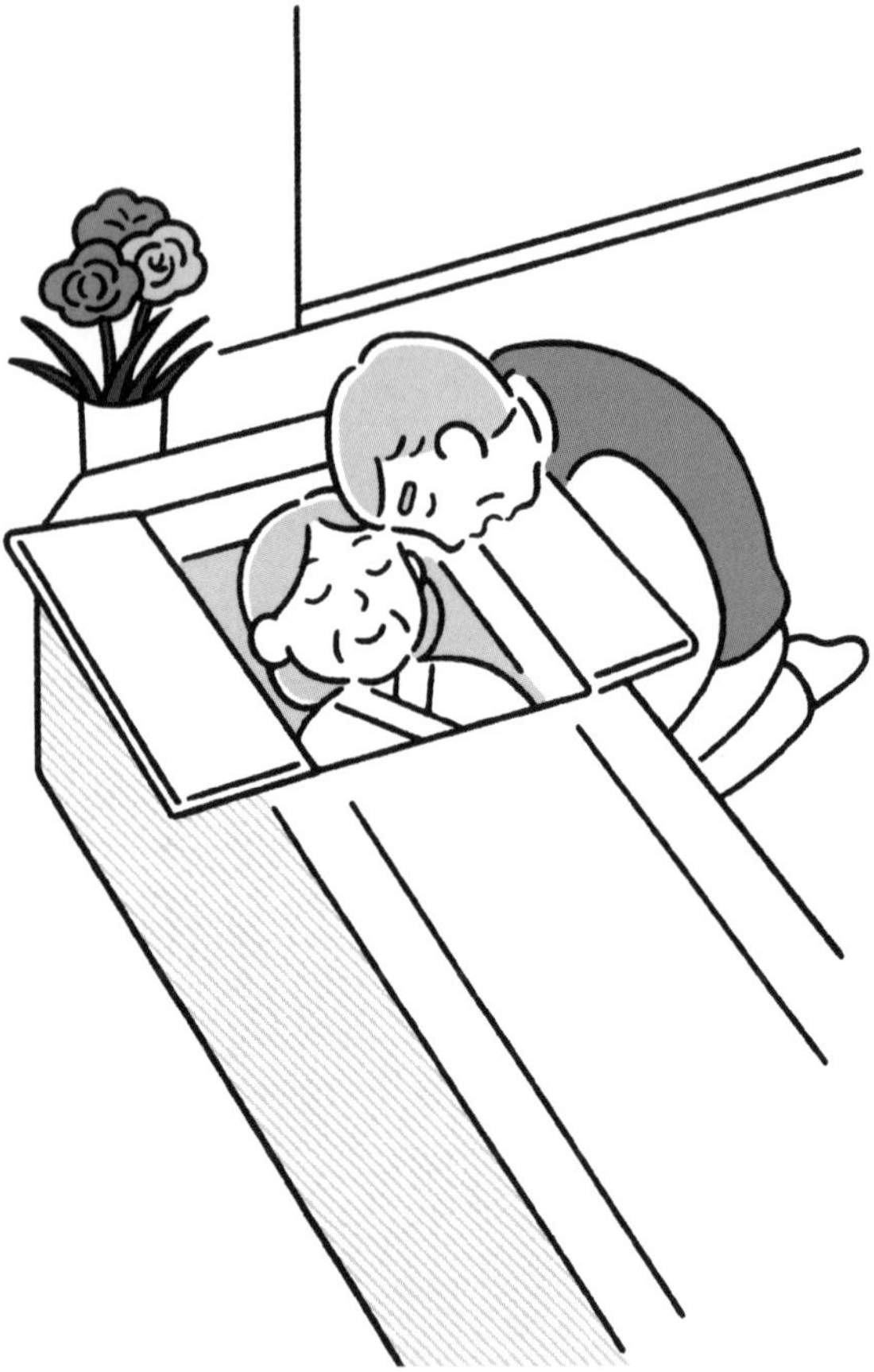

Keyword　二酸化炭素中毒

ある方が亡くなって告別式の準備をしているとき、亡くなった人を納めている棺《ひつぎ》の中に、親族や友人が頭を入れるような体勢で死亡しているのが発見される……そんな事例が近年報告されています。まるで、先に亡くなった人が一緒に連れて行ってしまったとも思える事態です。

解剖してみると、血液から低濃度のアルコールが検出されるものの、病気や外傷など死因となる所見は認められず、「急性心不全」と判断するしかないことがあります。

そこで、発見されるまでの状況を詳しく聞いてみると、お通夜の後、一人でお酒を飲みながら、故人との別れを惜しんでいた光景を葬儀会社の人が目撃していたことがわかりました。そして翌朝、意識のない状態で発見されたようです。

そこでようやく私たちは、死因を「二酸化炭素中毒」と判断するに至ります。

葬儀会社はご遺体の腐敗防止のために、ドライアイスのブロックをご遺体の各部位に当てるように設置します。亡くなった人の体格にもよりますが、多い場合には20キログラムほど使うそうです。ドライアイスは二酸化炭素を冷却して固めたものですから、時間が経つと溶けて、多量の二酸化炭素ガスを発生します。

二酸化炭素そのものに毒性成分はありませんが、周囲の二酸化炭素濃度が高くなると、人は酸素を取りこめず酸欠になります。地球上の大気には約０・０４％の二酸化炭素が含まれていますが、二酸化炭素の濃度が３％程度になるだけでも呼吸困難やめまいを生じ、20％を超えると短時間で死亡する危険性があるのです。

棺に顔を入れないで！

国民生活センターの実験では、棺に10キログラムのドライアイスを入れて蓋を閉めると、棺内の二酸化炭素の濃度は急激に上昇し、20分後には30％以上、４時間後にはおよそ90％まで上昇しました。また、その後に蓋を開けたとしても、二酸化炭素は空気中では重い気体なので棺の底に留まり続け、開けてから50分が経過しても、30％以上の濃度を保っていました。短時間で死に至るに十分な濃度です。

ちなみに、二酸化炭素中毒で死亡した場合、解剖しても短時間で心停止に至ったことを示す所見しか認められません。そのため、警察などによる現場の調査が、死因を判断するための重要な手がかりになります。

冒頭のケースでは、お通夜の後もお酒を飲みながら、棺の中のご遺体との別れを惜しんでいたのでしょう。そして、棺に頭を突っこむ形でウトウトしてしまった……。その間に、ドライアイスから発生した二酸化炭素ガスによって、中毒死したものと考えられるのです。

二酸化炭素ガスは色も臭いもないため、充満していても気づきません。これまでにも、ドライアイスを使って遊んでいた子どもや、ドライアイスを運搬する貨物車両内に乗っていた人が、中毒を起こした例が多数報告されています。

ドライアイスを大量に取り扱う葬儀の現場では、棺の中の危険性をしっかり認識しましょう。中毒にならないような注意喚起や、環境の整備を行なうことも必要です。

このような危険を避けるには……

・棺の中をのぞきこまない。
・棺は十分な換気がされている場所に安置する。
・線香番などで関係者を一人にさせない。

ペダルを踏み間違えて死ぬ

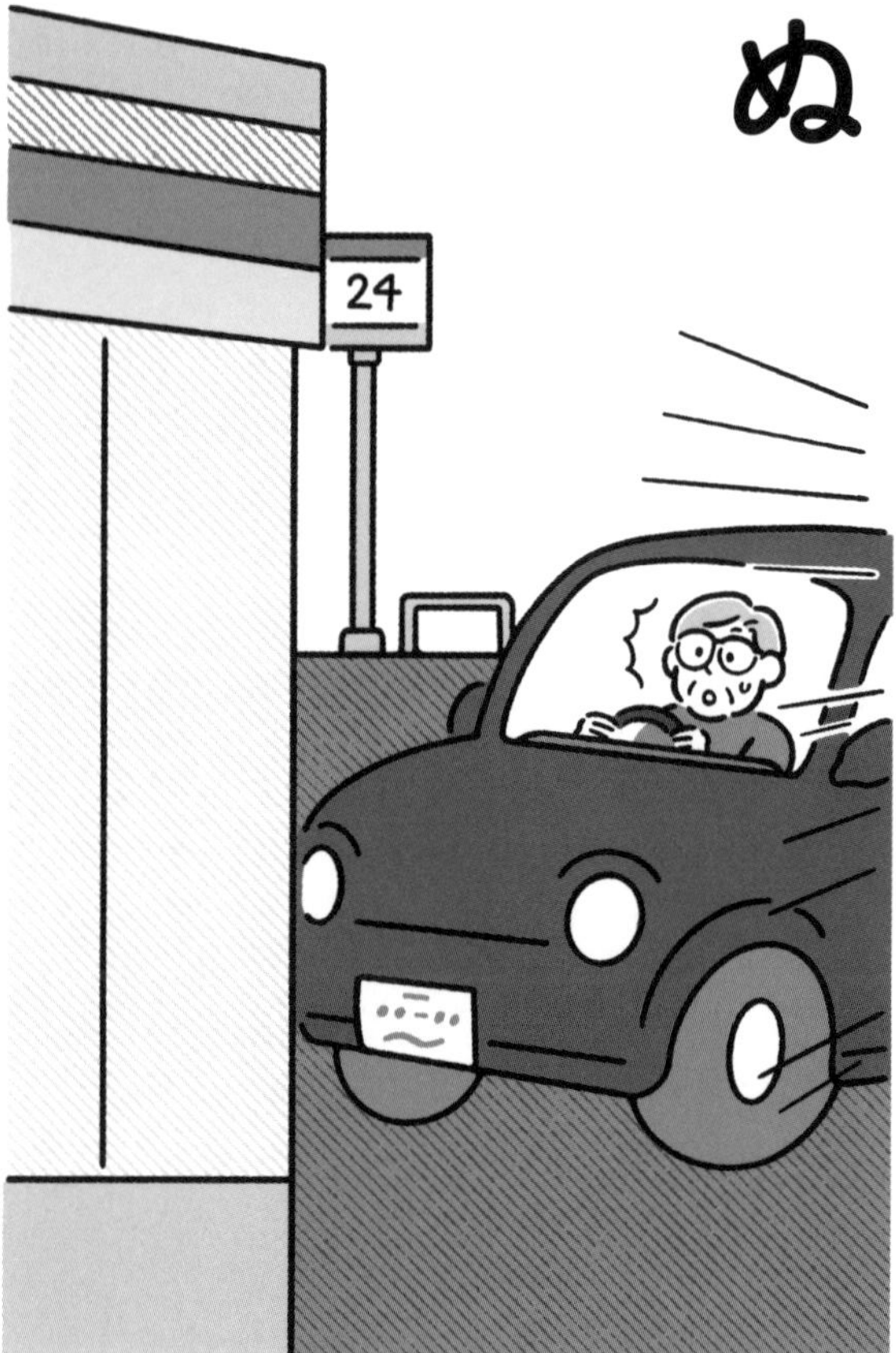

Keyword　交通事故

暴走した車が、コンビニや道路沿いのお店に突っこんだり、横断歩道を渡っている歩行者に突っこんだり……。痛ましい交通事故が連日のように報道されています。それが高齢ドライバーの車であることは、珍しくありません。

事故の原因が「高齢ドライバーのペダルの踏み間違い」という報道も、よく耳にするのではないでしょうか。ブレーキペダルと間違えて、アクセルペダルを踏んだために暴走してしまうパターンです。本人はブレーキと認知しているので、暴走しても足を外さず、車がどこかにぶつかるまでペダルを踏み続けてしまうという、高齢者の認知機能の低下が指摘されています。

ところが、実際には認知機能の低下だけでなく、ほかの要因も潜んでいることがあるため、決定的な解決策を講じられないのが現状なのです。

そもそも日本では、車は左側通行で右ハンドル、つまり運転席が右側にあるのが一般的です。

運転席が右側ということは、アクセルペダルの近くに車の右前輪があるので、左ハンドルの車に比べると、右足周辺の空間が限られてきます。そのため、足元の空間が狭くなり、どうしても両ペダルは左側に寄って設置されることになります。その結果、いざというとき、ブレーキペダルを踏んだつもりでも、アクセルペダルを踏んでしまいやすくなる、という背景があるのです。

なぜ、この日に限って事故を起こした？

以前、高齢者が運転する車が自宅マンションの地下駐車場に続くスロープを暴走して、壁に全速で衝突し、死亡したケースを解剖する機会がありました。死因は「衝突によるハンドル損傷にもとづく心破裂」。調査した警察は、高齢ドライバーによく見られるペダルの踏み間違い事故と考えていたようです。

しかし、毎日同じように走行しているのに、その日に限って事故を起こしたことに疑問を持った私たちは、独自で車両の調査を行なうことにしました。すると、亡くなった人が普段乗っていたのは高額な外車でしたが、事故当日は、車検の代車として貸し出された別メーカーの外車に乗っていたことがわかったのです。

中古車販売をしている知人に連絡を取ったところ、どちらの車も取り扱いがあるというので見比べに行きました。どちらも右ハンドル車でしたが、事故の際に乗っていた車は右足元のタイヤハウスを避けるためにペダルが左側に寄っていて、普段乗っていた車のブレーキペダルの位置に、アクセルペダルがあることがわかりました。

つまり亡くなった方は、ブレーキペダルだと思ってアクセルペダルを踏んだ可能性が高く、「メーカーによる設計の違い」が引き起こした事故と推測できました。もちろん高齢者ですから、認知機能の低下が要因となったことも否めませんが、単純なペダルの踏み間違い事故ではなかったと考えられたのです。

できればマニュアル車に乗ってほしい

ちなみに、日本で販売されている車の98％以上が、オートマチック車です。ヨーロッパのオートマ普及率は約68％と言われているので、日本の普及率が相当高いことがうかがえます。

その理由として、機能性を優先する国民性、オートマ技術の工学的向上などが挙げられますが、信号が多く「ストップ・アンド・ゴー」の運転が多い日本の交通事情も一因でしょう。マニュアル車は両手・両足を使わなければ運転できませんが、オートマ車は片手・片足でも運転できてしまいます。そして、マニュアル車であればペダルを踏み間違えてもエンストだけで終わりますが、オートマ車だと暴走させてしまうのです。あくまで個人的な考えではありますが、両手・両足を使えば認知機能の低下を予防することにもつながるので、高齢者はむしろマニュアル車を運転したほうがいいのでは……なんて思ったりもします。

高齢者は免許返納すべしという気運も高まっていますが、生活のためにどうしても車が必要という人はたくさんいるでしょう。近年は、急なアクセルペダルの踏みこみに対する暴走抑止機能を備えた車や装置も開発されているようです。

まずは事故発生の要因を十分に理解して、運転の再教育、交通インフラの整備などを含めた社会全体でのさらなる対策をはかってほしいと願っています。

このような危険を避けるには……

- 車種ごとにペダルの位置が異なることを把握する。
- 暴走抑止装置の装着を検討する。
- 運転の再教育を受ける。

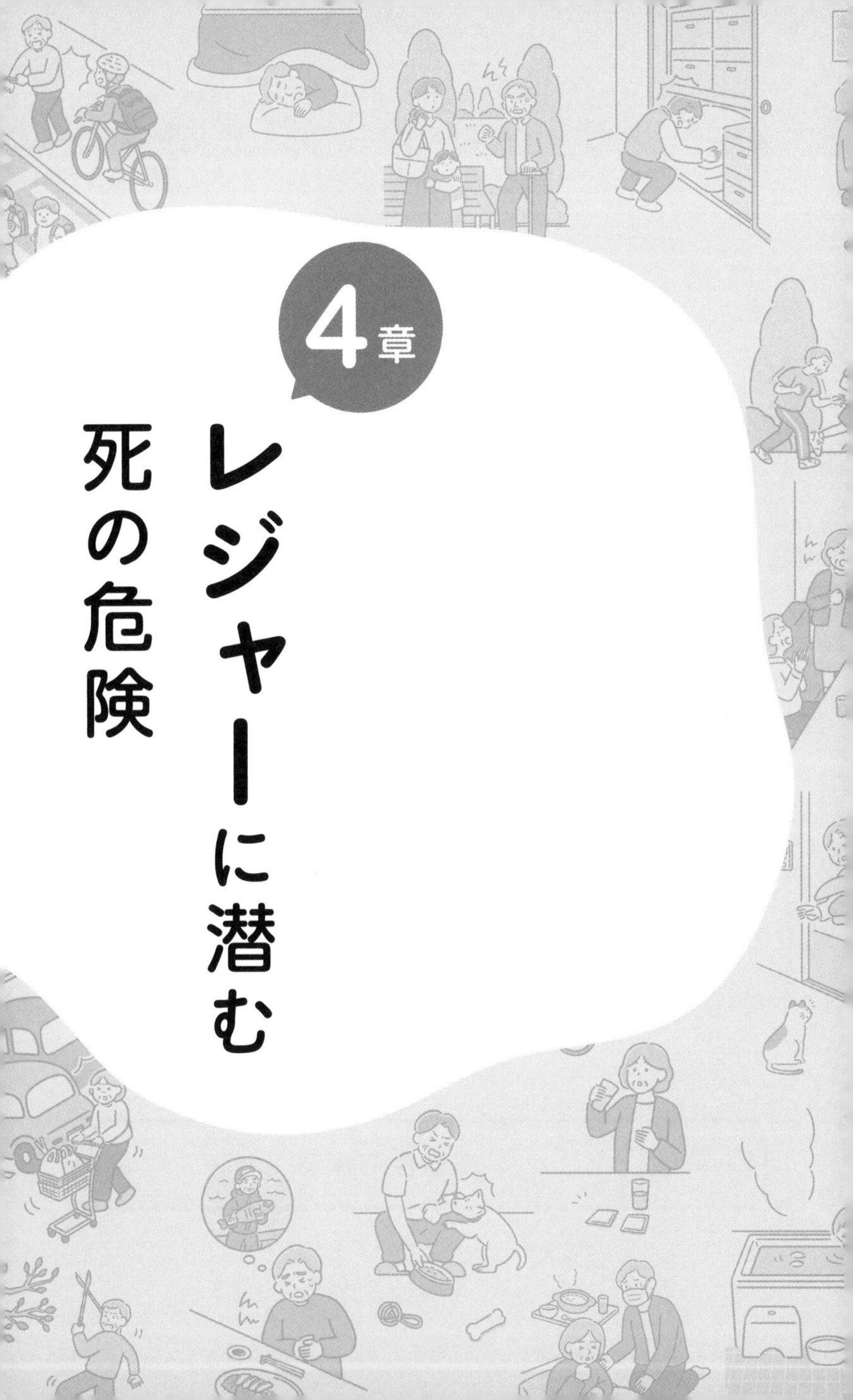

4章

レジャーに潜む死の危険

ジョギングで死ぬ

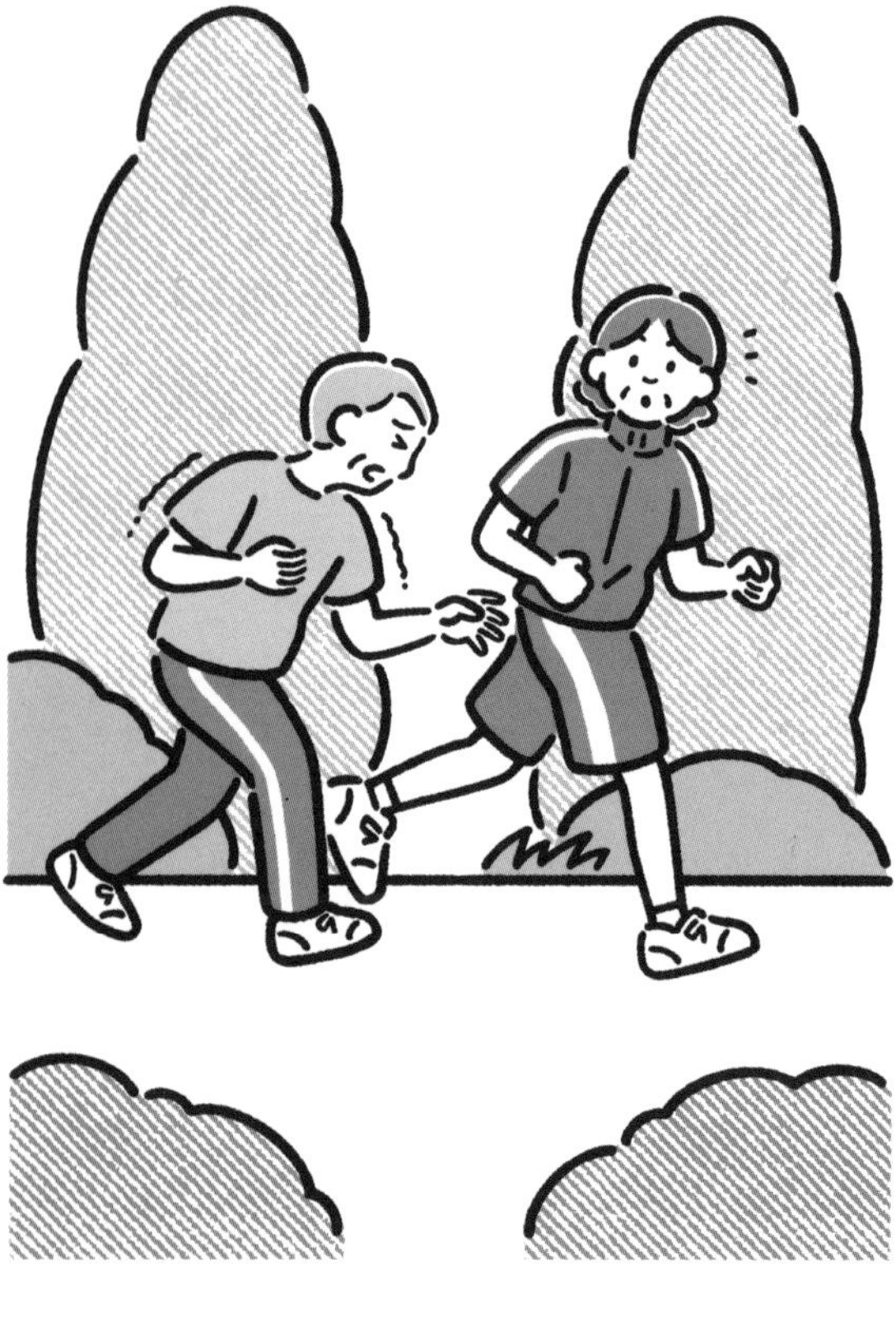

Keyword　虚血性心疾患

朝夕にふと外に出てみると、ジョギングしている人をよく見かけます。老若男女、分け隔てなく、走ることが好きな人はたくさんいるようです。市民参加型のマラソン大会も日本各地で開催されていますし、シューズやウエアさえあればどこでもできる手軽さもいいのでしょう。それに、ジョギングをしている人を見て「不健康だなあ」なんて思う人はいませんよね。

もちろん、走り方や走る距離、時間などが適切であれば健康に役立つことは間違いありません。しかし、無理をすれば、命を落とす危険性もはらんでいるのです。

健康に役立つとしてジョギングを広く普及させたのは、アメリカのノンフィクション作家ジェイムス・フラー・フィックスだとされています。ところが、当の本人は、皮肉にもジョギング中に心筋梗塞で倒れて亡くなっているのです。

2024年に開催された東京マラソンでも、69歳のランナーが転倒後に死亡しました。各地の大会でも、心肺停止に陥ったランナーがAEDによって一命を取り留めた、もしくは亡くなってしまったというケースが多数報告されています。

私も何らかの運動中に急死した人を解剖する機会があり、ジョギング中の死亡例もまれにあります。その多くは中高年や高齢者の男性に多いという印象です。

人が走るとき、肺や筋肉などに血液を供給するため、心拍数が上昇します。これに伴い、心臓が必要とする血液の需要量は増加しますが、血液の供給量が見合わないと心臓に十分な血液が届きません。

心臓に血液を供給する「冠状動脈」は大きく左と右の2種類がありますが、左側の血液供給量が低下すると心臓の動きが悪くなり、供給が止まると「心筋梗塞」になります。また右側の血液供給量が低下すると、心拍数を調整する「特殊心筋」の機能が低下して「心室細動」という致死的な不整脈を生じさせます。

「動脈硬化」がなければ、迅速なＡＥＤの使用によって一命を取り留められるかもしれません。しかし、多くの高齢者は動脈硬化が進行していることが多いため、ＡＥＤに反応せず亡くなってしまう可能性も高いのです。

スポーツも「やりすぎ」は禁物

ジョギングと死亡との因果関係を調査した論文では、ジョギングの時間が長く、頻度が高く、走る速度が速ければ速いほど、死ぬ危険性が高くなると報告されています。週二～三回の軽いジョギングは、死の危険性を78％低下させる一方、過剰に速く走ったり長く走ったりすると、死の危険性はなんと97％も上昇すると言われています。

大会に出場するとなると、やはり完走を目指したくなるでしょうし、少しでもタイムを縮めたいと心理的に自分を追い詰める人もいるでしょう。その際、本人も気づかないうちに無理をして、心臓に負荷をかけてしまうのです。

あまりにも過度なジョギングは、健康を損なうばかりでなく、死の危険性をも高めてしまいます。十分な準備をして、心理的にも身体的にも負荷をかけすぎないように、余裕を持って取り組んでほしいものです。

このような危険を避けるには……

・心身に負荷がかかる無理なジョギングはしない。
・無理して速く走らず、余裕を持った速度で走る。
・長い時間走らない。

山菜を採りに行って死ぬ

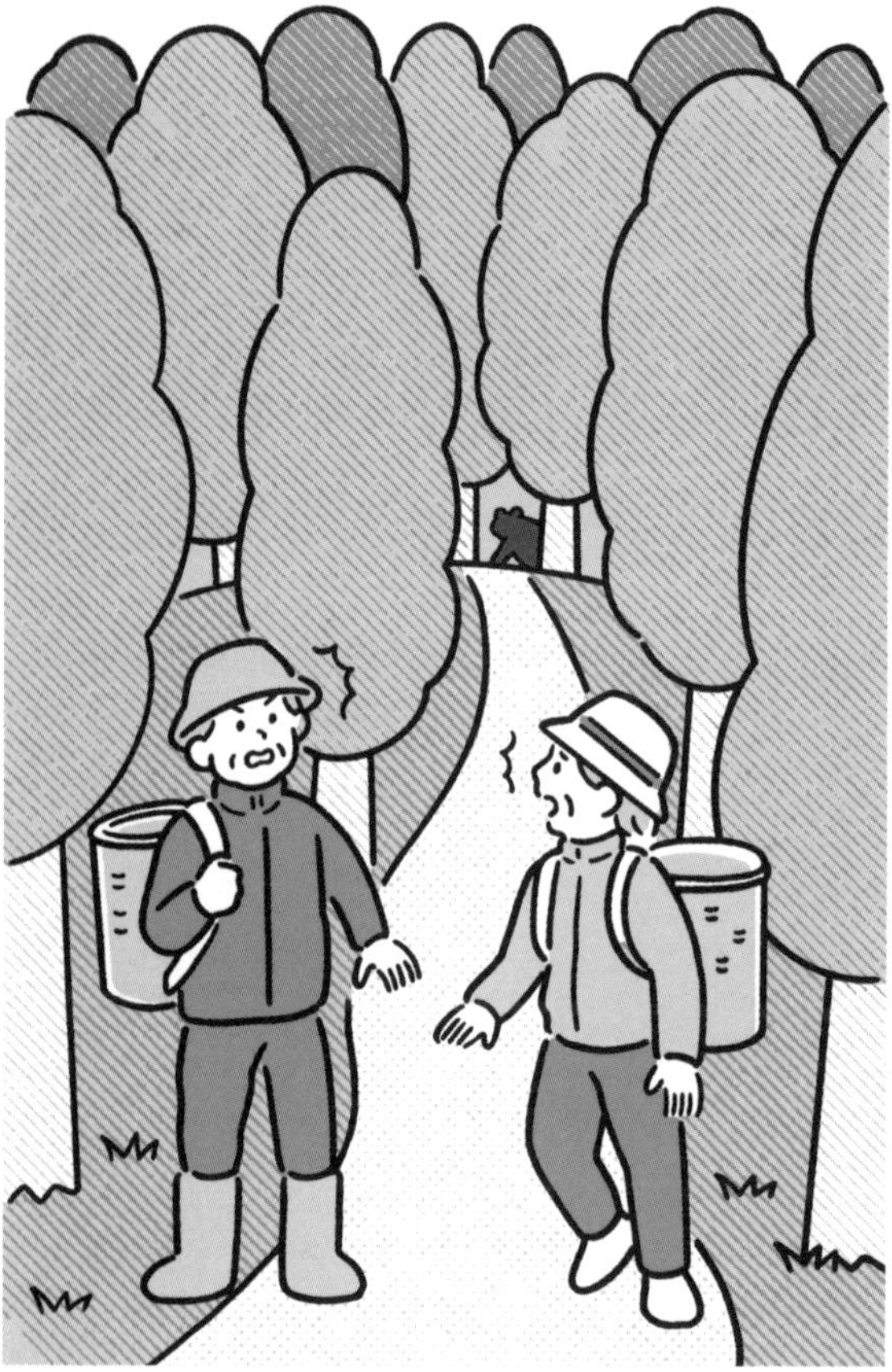

Keyword｜クマ被害

雪が溶けて春の季節に差しかかると、スーパーや道の駅などに山菜が並ぶようになります。タラの芽やふきのとう、わらび、こごみ、うるい、ぜんまい、行者にんにく……。販売目的でこうした山菜を採る人は、経験豊富ないわゆる「プロ」。おそらく安全対策もばっちりでしょう。

しかし、自分や家族が食べるために、知識や経験の浅い、いわゆる素人が、山菜採りのために山に入って事故に遭うことがあります。その多くは高齢者です。

私のように東北地方で仕事をする法医学者は、山菜を採りに行って死亡した高齢者の解剖をする機会がとても多いのです。「そんな量、食べ切れないでしょう」と言いたくなるくらい大量の山菜を採っている際に、山中で死亡する高齢者があまりに多く、私たちの間では「年を取ると山菜を採りたくなる病気を発症する」と、まことしやかに囁《ささや》かれています。

山菜が自生する山の中には、さまざまな危険が潜んでいます。

斜面などで転倒や転落したり、山菜採りに集中しすぎて遭難したり、熱中症や低体温症を起こしたり、持病が悪化して身動きが取れなくなったり……。さらに、山の中では電波も届きにくく、携帯電話で助けを呼べません。

蚊やダニ、蜂に刺される、ブヨやヒルに噛まれる、などの虫による傷害もあります。143ページでも説明しましたが、虫はウイルスや原虫などを媒介することがありますし、蜂やブヨに刺され、「アナフィラキシーショック」という強いアレルギー反応を起こして命を落とす可能性もあるので、十分な注意が必要なのです。

クマのパンチは自動車級

そして、最も気をつけるべきは「クマ」です。

冬眠明けの春先、クマは食べ物を求めて山中をうろついています。それが山菜採りの時期と一致するため、遭遇確率が高いのです。

近年は温暖化の影響か、冬眠しない、もしくは冬眠期間が短いクマもいるようで、クマ被害件数の増加が報告されています。

クマの持つ物理的エネルギー、つまり攻撃力は相当なもの。体長が1メートルに満たないコグマであっても、簡単に木に登れる前足と、太く長く尖《とが》った爪を持っています。

以前私が見たクマに襲われたご遺体は、骨にまで達する深い傷を負っていました。傷の形状がクマの爪の形をしていたことから、クマの前足で襲われたものと判断されました。クマからしてみれば「前足でひっかいた」程度の攻撃であっても、人体にとっては皮膚をえぐられるくらいの「高エネルギー外傷」を被るのです。

99ページで少し触れましたが、「高エネルギー外傷」とは、車や電車にはねられるなど、人力ではなし得ないほどの強大な物理的エネルギーが人体に加わったことで生じる損傷のこと。クマに襲われるのは、これと同じくらいの衝撃なのです。

とにかく、クマに遭遇しないに越したことはありません。そのためにできる対策をしっかり講じたうえで、万が一、遭遇してしまったときの対処法も事前に十分検討してから、山に入ることをおすすめします。

このような危険を避けるには……

・入る山の下調べや緊急時の対応策など、事前の準備をしっかり行なう。
・一人ではなく複数人で行動する。
・そもそも、食べ切れないほどの山菜を採らない。

登山で死にかける

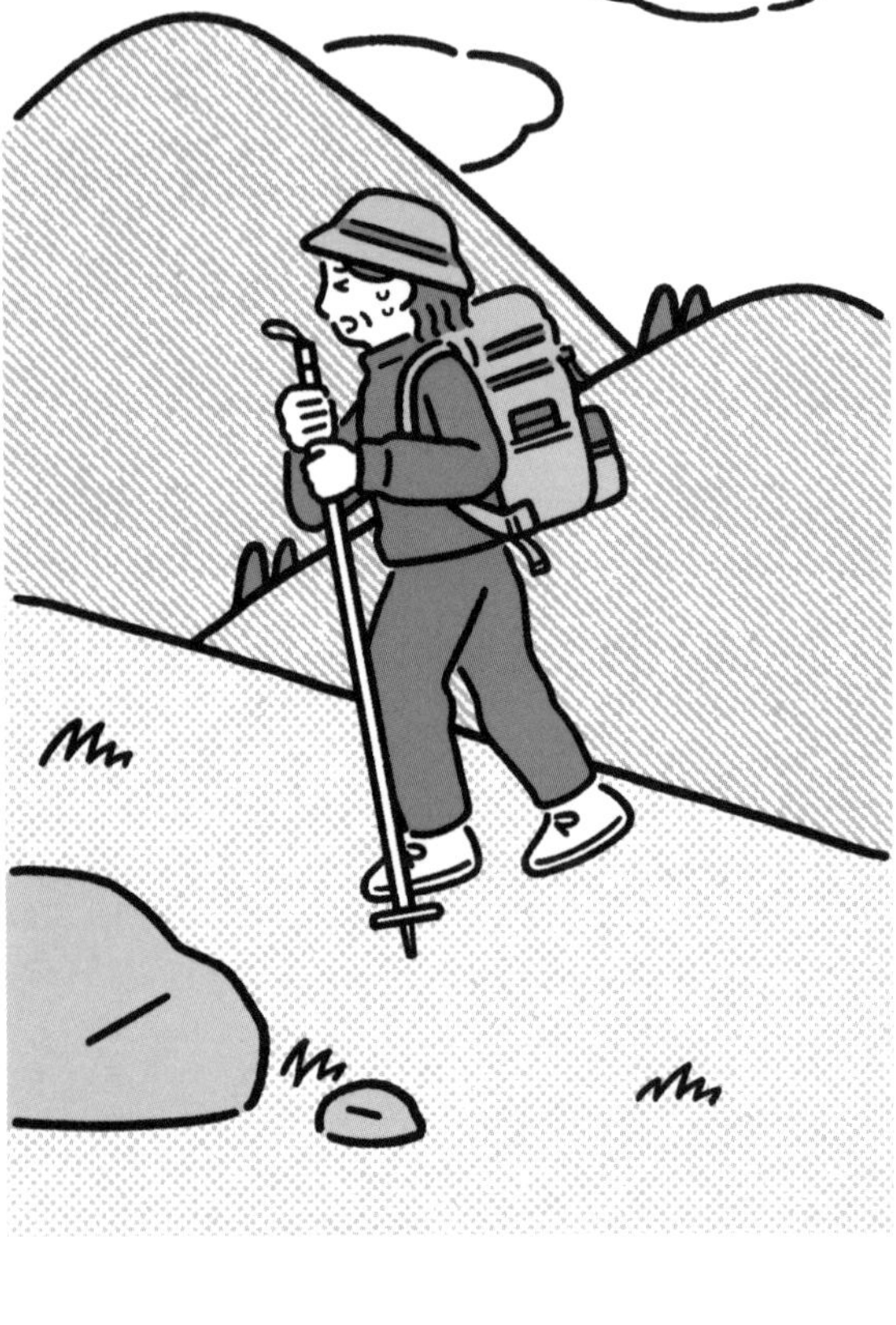

Keyword　高山病

雄大な景色を楽しみながら歩き、さらに登頂したときの達成感がたまらない「登山」や「ハイキング」を趣味としてたしなんでいる方も多いでしょう。健康維持に熱心な高齢者にも人気がありますよね。

登山者が増えている一方で、警察庁の統計によると、２０２３年は過去で最も遭難者が多かった年でもありました。そして、遭難者の49・４％、死亡者・行方不明者の67・２％が60歳以上なのです。

前項でも説明したように、山にはさまざまな危険が潜んでいます。転倒、転落、滑落、熱中症、低体温症、虫による感染症、動物による外傷のほかに、落雷や雪崩、火山の噴火などに巻きこまれる危険性もあります。

１９６７年、高校生の登山パーティーで、11人が落雷により死亡した西穂《にしほ》高岳《たかだけ》落雷遭難事故は有名です。雷の発生は予測しにくく、標高が高くて天気が変わりやすい山中では特に気をつけなくてはいけません。落雷損傷は感電に加えて打撃的な作用を伴うため、頭蓋骨骨折や脳挫傷が生じることでも知られており、命を落とす危険性が極めて高い災害です。

すぐに下山すれば死ぬことはない

そして、もう一つ登山で気をつけてほしいのが「高山病」。

高山病は酸素濃度の低下によって生じる障害で、登山などで高地に行くことで起こる「急性高山病」と、高地で生活している人に起こる「慢性高山病」の二つが知られています。

高山病はその重症度によって、「山酔い」「肺水腫」「脳浮腫」の三つに分類されます。「山酔い」は頭痛、倦怠感、食欲低下、吐き気や嘔吐などの症状がありますが、この時点で山を下りて安静にしていればほぼ問題ありません。

ところが、強い息切れを起こす「肺水腫」、歩行が困難になるほどの「脳浮腫」に至った場合は、緊急対応を行なわないと命を落とす場合があります。持病のある高齢者であれば、なおさら死の危険があるので、すぐに高度の低いところに下り、速やかに医療機関で適切な治療を施さなければなりません。

ちなみに高山病は、何もエベレストなど世界的に高い山だけで起こるものではありません。標高1500メートルを超えると、どこでも発生する可能性があるのです。

ここまでの高さになると、酸素の濃度は85％程度まで低下します。すると、通常であれば96～99％ある血中の酸素飽和度が、92％以下にまで低下してしまいます。これは、高山病の症状が出る可能性が十分にある数値なうえ、高齢者であれば、脳梗塞などの脳血管疾患、心筋梗塞などの虚血性心疾患を発症する危険性もあるのです。

国土地理院によると、日本国内に標高1500メートルを超える山は500座以上もあり、比較的気軽に登れる山もあるとのこと。景色を楽しみ、達成感を得ることなどを優先しすぎて、十分な計画や準備を怠ったまま、安易な気持ちで登山することのないように心がけてください。

このような危険を避けるには……

・しっかりと下調べを行ない、余裕のある計画を立てる。
・登山速度はゆっくりと、グループの場合は最も遅い人のペースに合わせる。
・症状が出たら下山し、重症と思われたら速やかに医療機関を受診する。

バンジージャンプで死ぬ

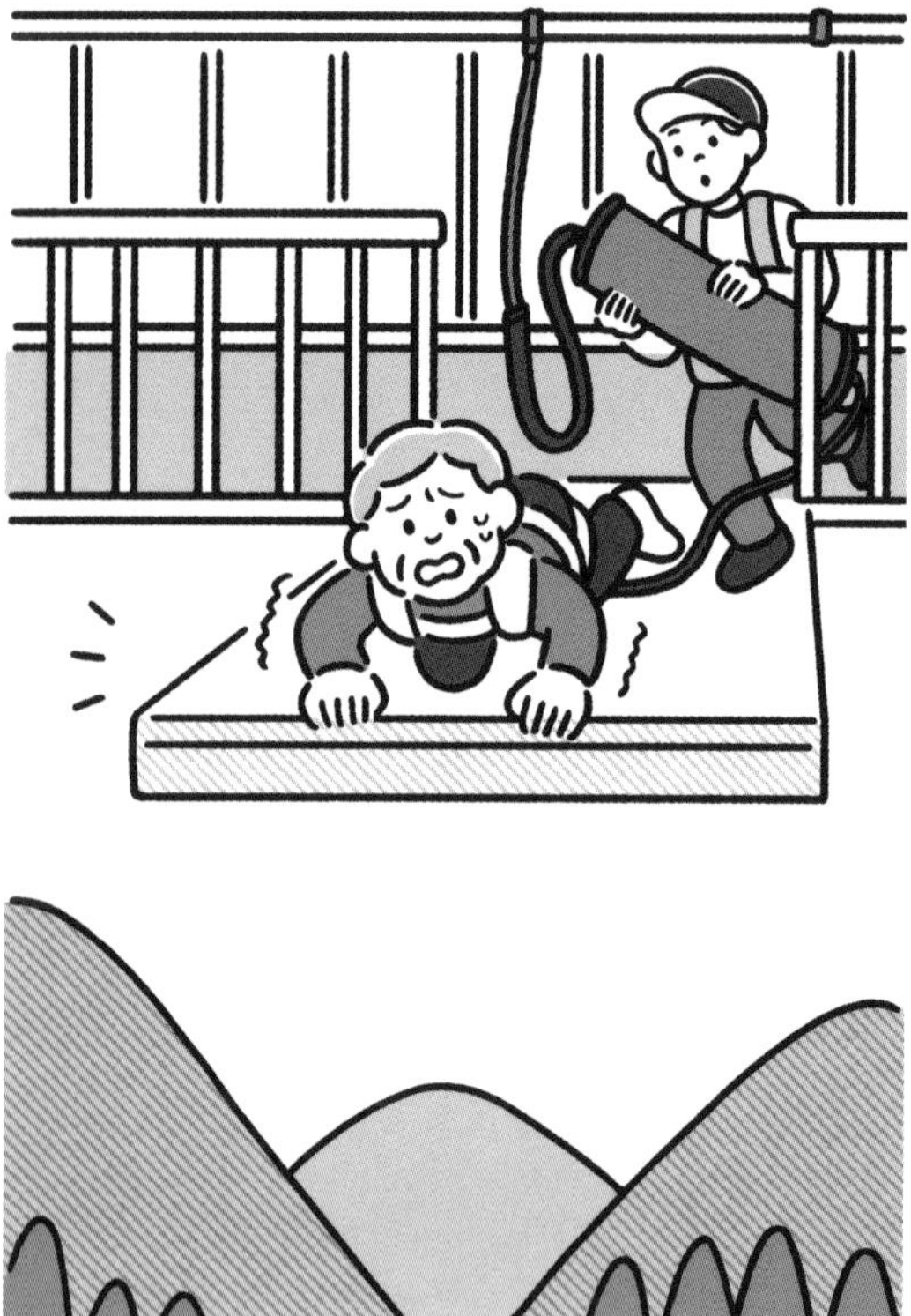

Keyword　頸髄損傷

伸縮性のあるロープを足に結びつけ、高所から飛び降りる——スリル満点のアトラクションと言えばバンジージャンプです。その起源は、バヌアツ共和国で行なわれていた成人の通過儀礼だと言われています。

バンジージャンプは、飛び降りる高さが高いほどそのスリルは高まります。日本では、茨城県にある高さ100メートルの竜神大吊橋《りゅうじんおおつりばし》や、岐阜県にある高さ215メートルの新旅足橋《しんたびそこばし》が有名です。

世界で最も高所の施設は、アメリカのコロラド州にあるロイヤル・ゴージ・ブリッジで321メートルもあります。以前コロラドへ行って訪れた際は休業日だったのですが、橋から下をのぞいてみて、あまりの高さに恐怖した記憶があります。

二番目に高いのは、マカオタワーにあるバンジージャンプ施設で、高さは233メートル。2023年12月、この施設で56歳の日本人がジャンプ後に亡くなりました。死因の詳細についてはわかりませんが、安全装置の問題や管理不備が原因ではなかったそうで、無事にバンジージャンプを終えた後、気圧の変化によって不整脈を発症したのではないかと言われています。

バンジージャンプをした際に、人体にかかる気圧による負荷をザッと計算してみたところ、マカオタワーの立地条件や高さを考慮すると、落下するまでにかかる時間は約6・9秒、気圧は33ヘクトパスカル程度の変化だと思われます。健常者であればそれほど大きな影響を受けないでしょうが、動脈硬化などがある高齢者の場合は、血流障害から不整脈などの心疾患を起こす可能性は十分にある数値です。

チャレンジ精神は立派だが……

ちなみに、法医学者として最も恐れているのは「頸髄損傷」です。

バンジージャンプは、高所から、重さが5キログラムもある「頭」を下にして飛び降ります。最下地点では身体部分が上に引き上げられるのに対し、慣性の法則で重い頭は下に向かいます。つまり、「首」に引き伸ばされるような負荷が生じるのです。

足に装着されるロープの長さや伸縮性によって負荷が異なるため、一概には言えませんが、片手に5キログラムのダンベルを持ってバンジージャンプすると考えると、かなりの負荷がかかることは想像に難くないでしょう。

体重60キログラムの人が高さ233メートルから自由落下した場合、時速約240キロメートルの速度で地面に衝突し、約13万ジュールのエネルギーを被ります。これは高速道路を走行している車に衝突されるエネルギーに相当します。

実際には地面に衝突するわけではないですし、ロープによって落下速度が減衰するため単純に比較はできませんが、重い頭を支えている首が引っ張られて、首の骨の中を通っている「頸髄」に損傷が生じる可能性は否定できません。

「頸髄損傷」を被ると、四肢の麻痺、呼吸停止から死亡してしまう危険があります。特に、高齢者は動脈硬化症や骨粗鬆症の方も多いため、気圧の変化による障害だけでなく頸髄損傷を引き起こすこともあるでしょう。

スリルを求めすぎるのも考えものですね。

このような危険を避けるには……

- バンジージャンプ施設の安全性を確認する。
- 高齢者はバンジージャンプを控える。
- 若年者であっても、極端に高所からのバンジージャンプはよく検討する。

プロレス中継を見て死ぬ

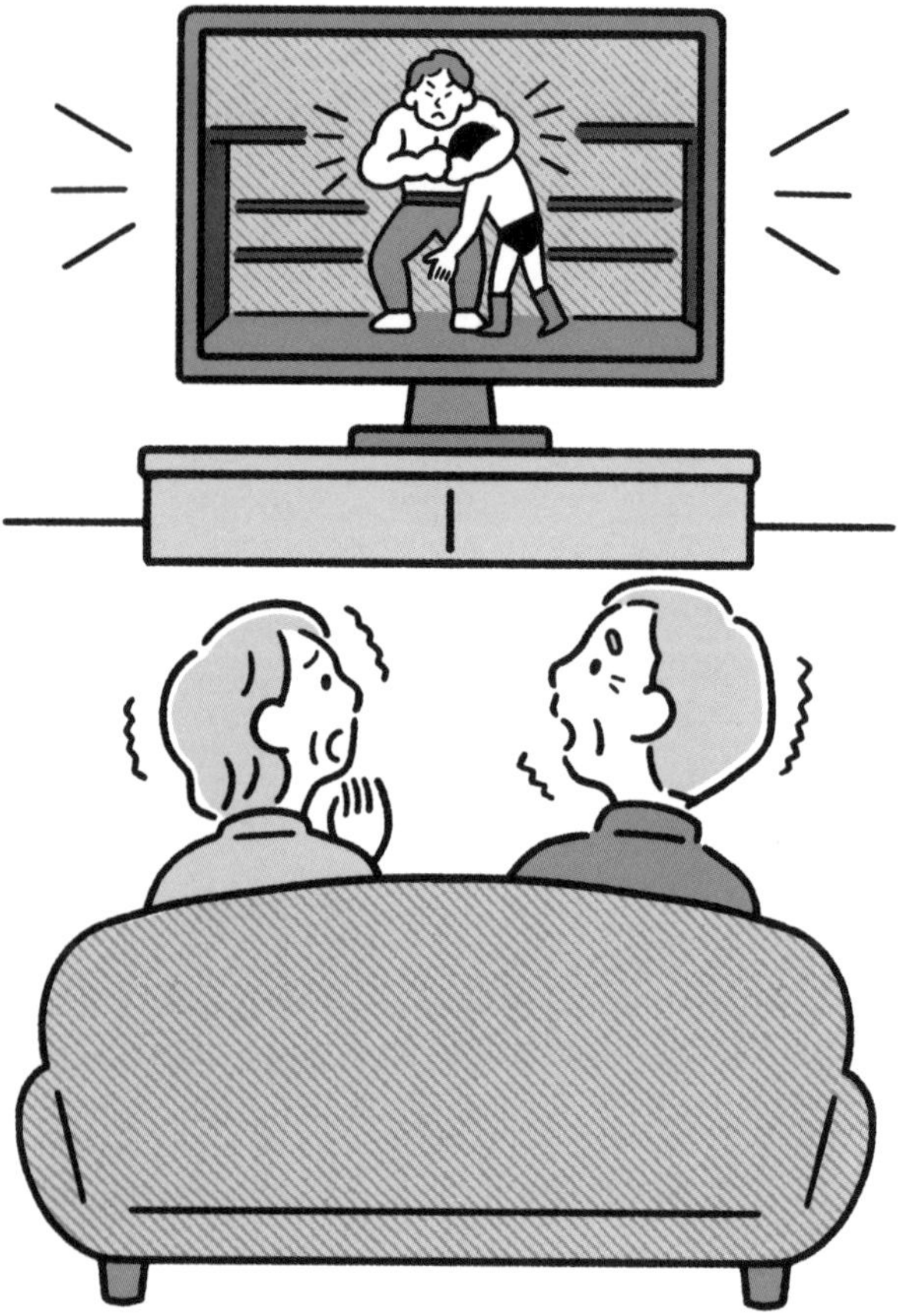

Keyword｜たこつぼ型心筋症

1962年、テレビでプロレス中継を観ていた人が「ショック死」したと報道され、社会問題にまで発展したことがありました。

当時の新聞記事を見ると、「プロレスでショック死？　老人二人、テレビを見て」という見出しで、プロレス中継をテレビで観ていた60代男性と70代女性が「心臓麻痺を起こして死んだ」という内容で報じられていました。

「ショック死」とか「心臓麻痺」という用語に関しては、医学的に疑問が残るところではありますが、発症の理由としては、悪役レスラーが相手に嚙みついて顔面から流血したシーンに驚いたせいだ、と考察されています。ちょうど各テレビ局が、カラー放送を開始したころです。おそらく赤い流血がブラウン管に映し出されるのを初めて見たことで、視聴者は強い精神的ストレスを感じたのでしょう。

医学的に「ショック」とは、身体にストレスがかかることで自律神経や内分泌器官が過剰に反応し、心不全に向かう状態のことです。仮にプロレス観戦でショック死したとすると、医学的に近いのは「神経原性ショック」でしょうか。

これは、驚きや精神的ストレス、痛みなどが原因で自律神経の「副交感神経」が反射し、心拍数の減少、血管の拡張を引き起こすことで、脳の血流が低下して意識を失う状態のことです。精神的ストレスが原因であれば、頭を低くして脳に血流を促しやすい体勢にすれば、そのうち意識は回復します。

先の事例も、これが原因であれば、動脈硬化症によって「脳梗塞」を発症する可能性は否定できませんが、「心臓麻痺」で死亡するほどのことではないはずです。

精神的ストレスが致命傷に

では、ほかにどんな原因があるか。

私が検討すべきと考えるのは「たこつぼ型心筋症」です。

通常、心臓は袋状になった心筋全体が収縮して、血液を効率よく送り出すのですが、たこつぼ型心筋症では根元の心筋だけが収縮し、先端部分は収縮しなくなります。そのため、血液をうまく送り出せなくなるのです。このときの心臓の形状が、タコ漁で使われる「たこつぼ」に似ていることから、このような病名がつけられました。

たこつぼ型心筋症は高齢女性に多く、身内の不幸や離婚、口論、災害などによる精神的ストレスが契機となって発症することで知られています。

発症すると、まるで心筋梗塞のような胸の不快感や胸痛、呼吸困難などの症状が出ますが、一過性であることがほとんど。しかし、高齢者の場合は、重症化して死亡する可能性があるのです。

実際、プロレス観戦で死亡したうちの一人は高齢女性でした。つまり、ショック死ではなく、たこつぼ型心筋症によって循環不全を生じた結果、亡くなったのではないか……とも推察されるわけです。

現在、各テレビ局は必要以上にショッキングな映像は流さないよう自重しているようです。津波など震災関連の映像は、流れる前に字幕で注意喚起するなどの工夫がされています。しかし、いつ何時、どんな映像からストレスを受けるかわかりませんから、身体に異変を感じたら速やかに医療機関を受診してください。

⚠ このような危険を避けるには……

・テレビ視聴が体調不良の原因になり得ることを知っておく。
・高齢者に強いストレスを感じさせない環境作りを行なう。
・精神的ストレスを感じたら、早めにカウンセリングなどを受ける。

磯釣りで死ぬ

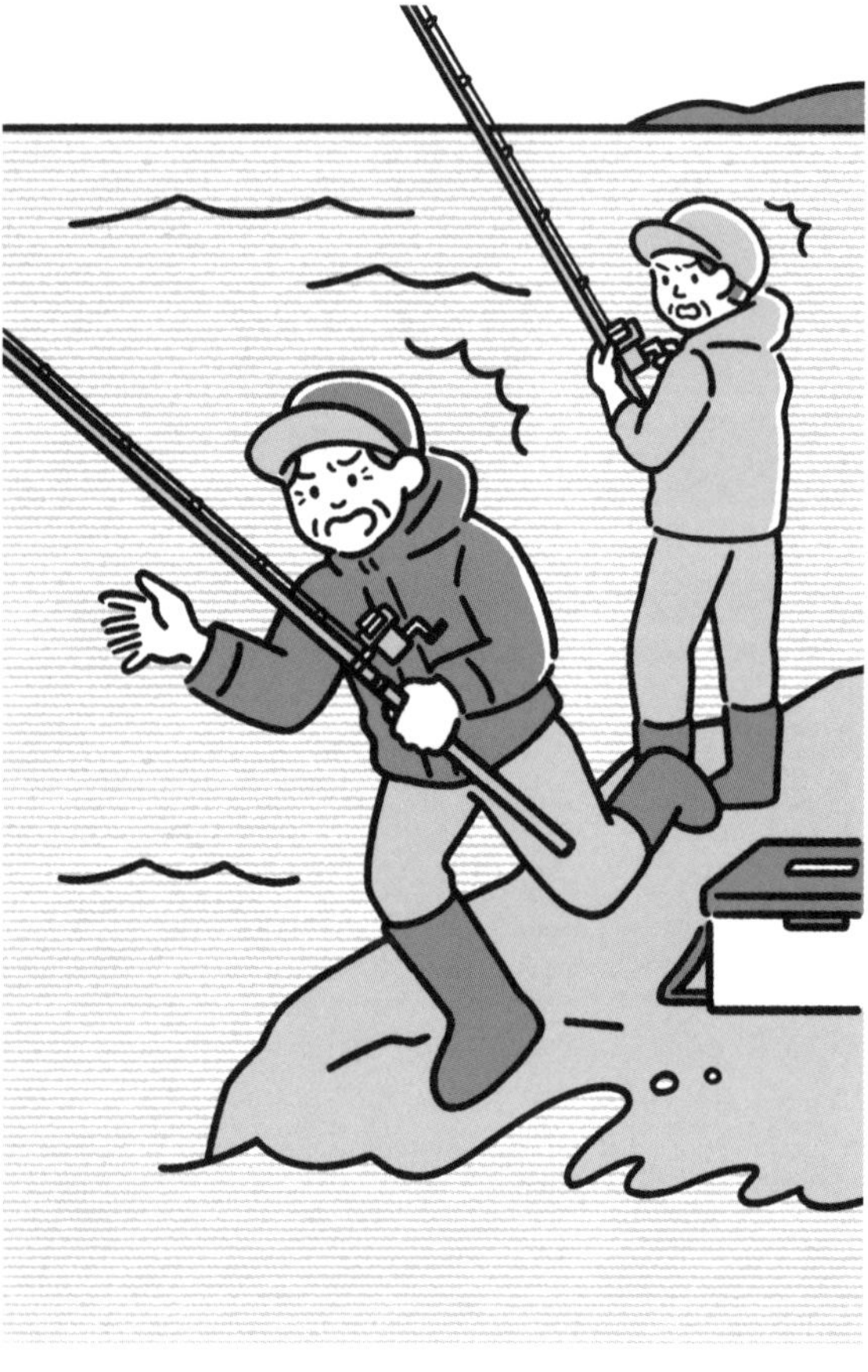

Keyword　溺死

私は子どものころ、夏休みになると岩手県の三陸沿いに住んでいた祖父母の家で過ごしていました。しょっちゅう海釣りに出かけて、アイナメやカレイ、ドンコ（チゴダラ）などを釣りました。東京から宮城県に引っ越してきたときも、真っ先に釣り道具を揃えました。今でも、暇さえあれば海へ行って釣りを楽しんでいます。

釣りは、高齢者に人気な趣味の一つです。

ひと口に釣りといってもいろいろな種類があって、渓流《けいりゅう》や清流で川魚を狙う「川釣り」、海の魚を狙う「海釣り」、船で大きな魚を狙う「船釣り」、凍った湖で行なう「ワカサギ釣り」、ブラックバスを相手にするスポーツ的な「ルアーフィッシング」などがあります。

さらに、海釣りにも種類がいくつかあり、砂浜から狙う「投げ釣り」、小魚や根魚《ねうお》を狙う「防波堤釣り」、岩の多い海岸や荒波が叩きつけるような岩礁で行なう「磯《いそ》釣り」などがあります。

そして、釣り人が海に転落する事故が特に多いのが、この磯釣りです。

磯釣りに来ていた人が、現場に道具を残したまま行方不明になり、後日、海で浮遊していたり、海中に沈んでいたりするのが発見される死亡事故があります。

死後に荒波の影響を受けて岩礁に当たったり、魚やカニなどについばまれたりして、身体中に傷が認められることがありますが、死因としては「溺死」が圧倒的に多いのが実情です。

転落事故が多発する真相

転落事故の被害者は55歳以上の人の割合が高く、半数以上が高齢者です。つまり、磯釣りは高齢者にとって非常に危険なレジャーだと言えます。

荒波に飲みこまれると、たとえ救命胴衣を着用していても、方向の感覚が失われ溺れてしまいます。これは泳ぎの得意不得意などは関係ないため、ひとたび転落してしまえば、死亡、もしくは行方不明になってしまう確率がとても高いのです。

なかでも、船で行くような陸地から離れた磯場では、携帯電話の電波が届かない場合も多いため、海に落ちてもすぐには判明しなかったり、救助が到着するまでに時間がかかったりすることも、致死率を高める一因になっています。

さらに磯釣りは、ほかの釣りに比べると、インターネットなどで情報があまり出回っていないと言われています。

その理由としては、磯釣りをする人は年齢層が高いため、ネットで情報を拡散する習慣がないことが考えられます。そのうえ、「たくさん釣れるスポットを誰にも教えたくない」という縄張り意識もあってか、釣れる場所の情報を積極的に公開する人は少ないようです。しかし結果として、釣り場の「安全性」についての情報も、共有されにくくなってしまっています。

「慣れているから大丈夫」などと高を括《くく》らず、しっかり情報を集め、十分な安全対策をとってから磯釣りに臨んでください。また、当日の天候や自身の体調を見て、不安があるときは中止の判断をする勇気を持つことも大切です。

このような危険を避けるには……

・気象情報など含め、事前に釣り場の情報を入手しておく。
・複数人で釣りを行なう。
・事故時の連絡手段を確保する。

シュノーケリングで死ぬ

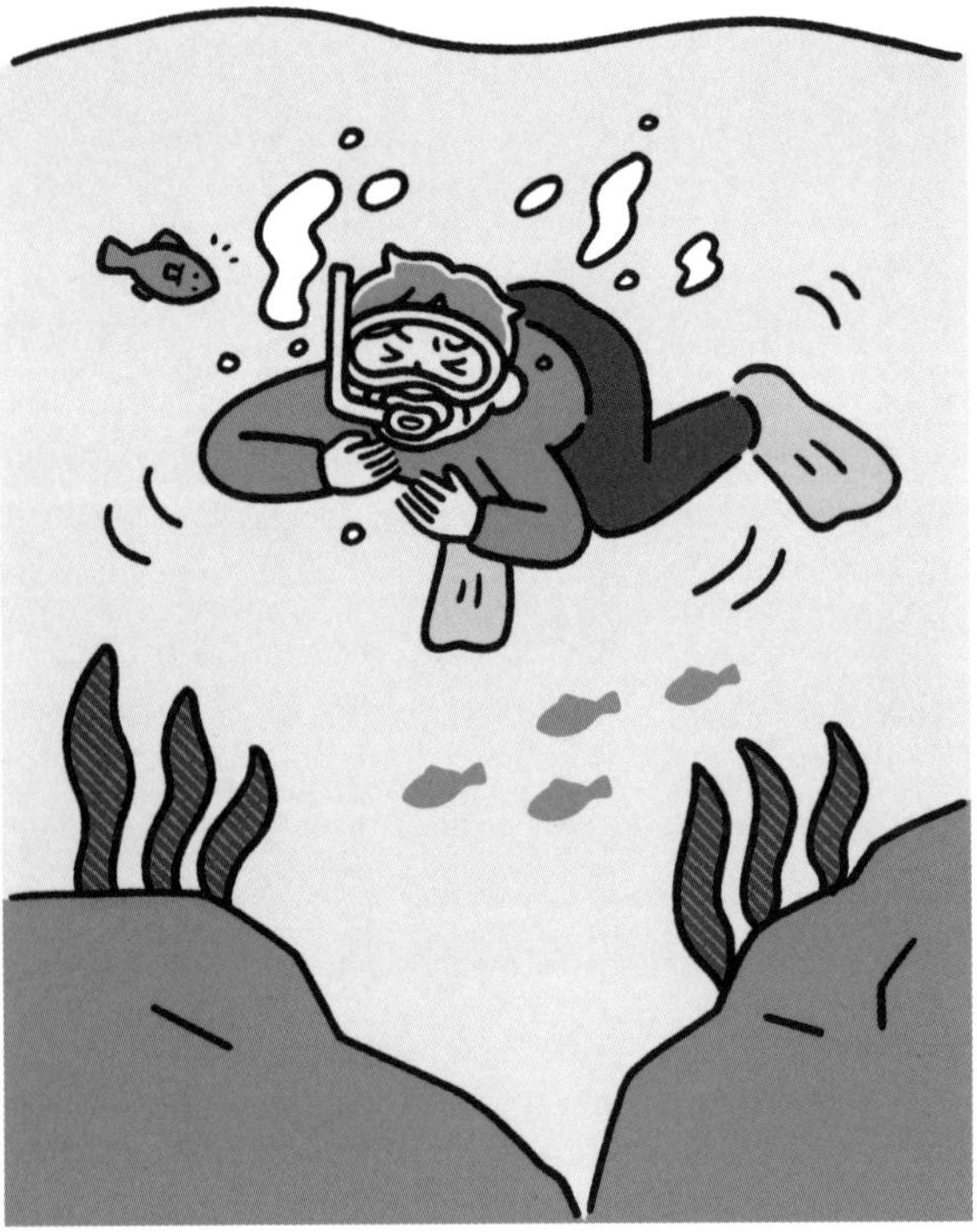

Keyword　溺死

趣味がマリンスポーツの人もいるでしょう。代表的な例で言えば、「スキューバダイビング」や「シュノーケリング」ですね。近年では、時間的、経済的に余裕ができる定年後に、マリンスポーツを楽しむ高齢者が増えてきています。

ただ、海は恐ろしい場所。海で趣味を楽しんでいる最中に、亡くなってしまった方の解剖をした経験もあります。

そのほとんどは溺水による窒息、いわゆる「溺死」で、解剖すると気道の中に多くの泡沫《ほうまつ》を含んだ水分が充満している点で共通しています。これは、溺れたときに水中で呼吸運動を過度に行ない、体内の空気と外部から流入してきた水分とが気道内でかき混ぜられた証拠です。溺れたときには呼吸があったことがわかるため、事故死を強く疑わせる所見となります。

スキューバダイビングは、海に潜るために空気の入ったボンベ、呼吸器であるレギュレーターのほか、たくさんの機材を装着して潜水するので、ダイビングショップなどでレンタルする人も多いでしょう。

一方でシュノーケリングは、マスクとシュノーケル、フィンさえあれば大丈夫。ボンベを背負っていないので、スキューバダイビングほど深く潜ることはできません。

このように聞くと、シュノーケリングのほうが安全なように思えます。しかし、実際のところは、シュノーケリングで事故に遭う人のほうが多いのです。

それは、準備や装備が必要なスキューバダイビングに比べ、シュノーケリングのほうがお手軽なレジャーであることが原因かもしれません。スキューバダイビングをしようとすると、ダイビングショップやインストラクターが関わり、さらにライセンス制度もあることから、ある程度の安全性が担保されているのでしょう。

それに対してシュノーケリングには明確なルールがなく、ライセンスも必要ないので、自己流で誰でも行なえてしまえるところが、死の危険性を高めているのではないでしょうか。ダイビングのレッスンを受けたことのない人が、シュノーケルを使った呼吸がうまくできずに、海の中でパニックになることも多いそうです。

酒に溺れて、海に溺れて

以前、仲間から離れて一人でシュノーケリングしている最中に行方不明になり、その後遺体として発見された方の解剖をしたことがあります。詳しく事情を調べていくと、実は直前まで浜辺で仲間と飲酒していたことが発覚し、それもまた溺れた要因の一つと考えられました。

このような水難事故を起こさないように、いくつかの都県では「水上安全条例」を制定しています。たとえば、シュノーケリングを行なう際にもライフジャケットを着用するなど、マリンスポーツを安全に楽しむために最低限必要なことが決められています。また、特に経験の浅い方は、事前にシュノーケリングスクールなどを受講することも大切だと思います。

２０２４年にもライフジャケットを未着用だった70代の方や、当時70歳だった国会議員の方などがシュノーケリング中に亡くなっています。ライセンスや免許が不要なレジャーほど危険であることを認識して、安全に楽しんでもらいたいものです。

このような危険を避けるには……

- シュノーケリングを行なう場所の情報を事前に入手する。
- 初心者はレッスンを受ける。
- 一人で行なわない。

ゴルフ場で死ぬ

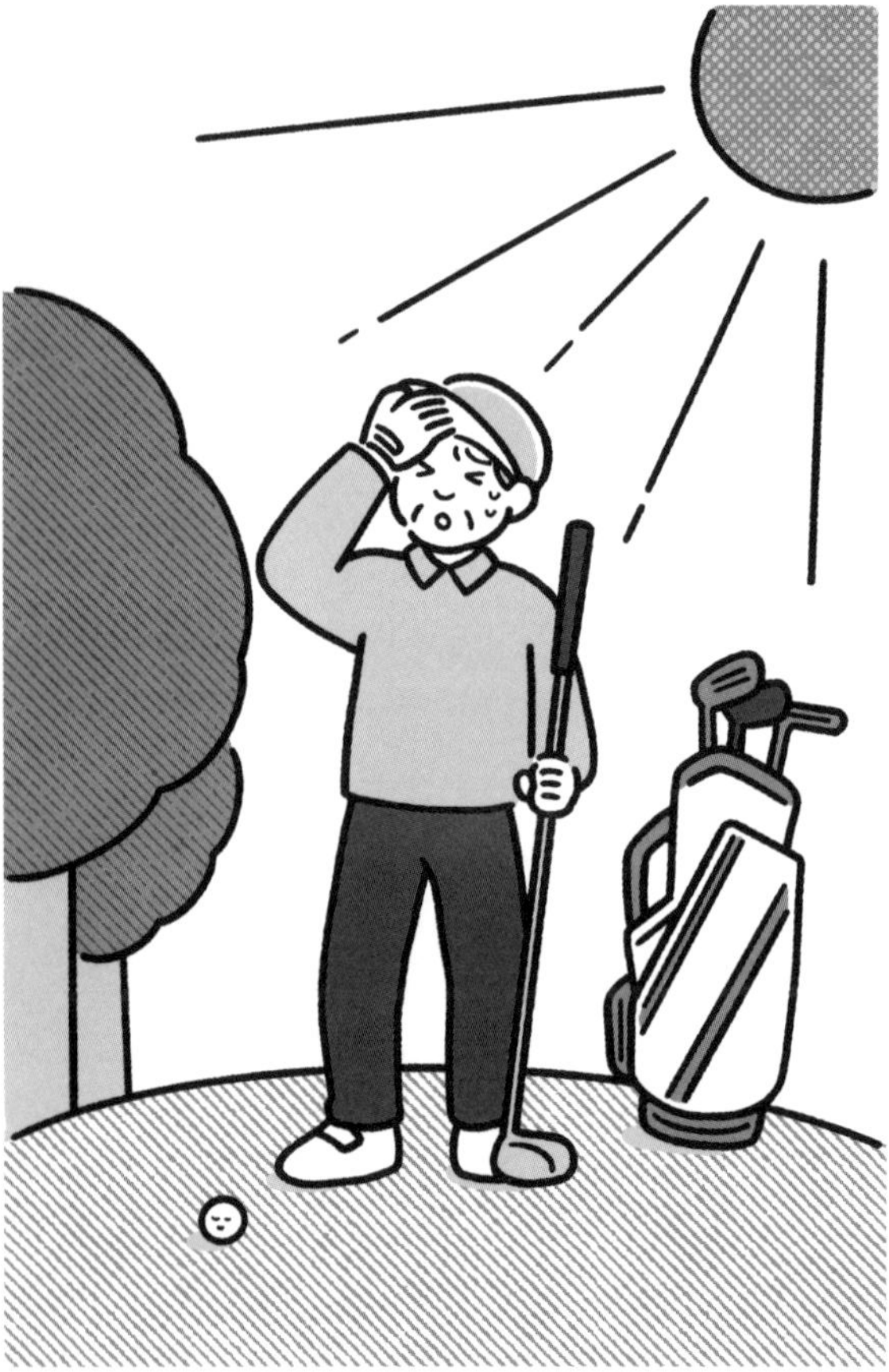

Keyword | 循環器系疾患、熱中症、交通事故、溺死、落雷

「紳士のスポーツ」と名高いゴルフ。道具は高額で、練習するにもプレーするにもお金がかかるスポーツですが、趣味としての人気は健在です。

ただし、ある程度、時間とお金にゆとりが必要なためか、60歳以上がプレイヤーの半数を占めるとも言われています。つまり、ゴルフ場には自然と高齢者が集まってくるので、プレー中に突然死が起こる確率が高いことも必然というわけです。

ゴルフ場には、アップダウンの多いコースがありますし、日照りや雨風の影響をもろに受けます。さらに、みんな早起きして集まるので寝不足な人もいるでしょう。「いいスコアを出したい」という精神的なプレッシャーも大きい。要するに、心身にさまざまな負荷がかかりやすいのです。

その結果、生活習慣病のある高齢者は、心筋梗塞や不整脈などの虚血性心疾患、脳出血やくも膜下出血などの脳血管疾患を発症する危険性が高まります。

私もゴルフ中に突然死した方の解剖をしたことがありますが、死因の多くは虚血性心疾患で、生活習慣病のある高齢者がほとんどでした。

それ以外の死因として、近年報告されているのが「熱中症」です。厚生労働省の統計では、スポーツ施設での熱中症発生者数は、ゴルフ場が最も多いそうです。

屋根もなく日陰も少なく、芝からの照り返しも強い。汗もダラダラかきます。さらに、昼をまたいでプレーする場合、昼食時に飲酒する人も多く、するとますます脱水が進行してしまいます。

ゴルフは、暑さ対策や水分補給をしっかり行ないながらプレーするのが肝心です。暑さがとても厳しい場合には、途中で切り上げる決断も必要でしょう。

人災にも天災にも気をつけろ！

私もたまにプレーしますが、訪れたことのある二つのゴルフ場で、不幸にも事故があったことを耳にしました。

一つは、コース上を移動する際に利用するカートのハンドル操作を誤って、運転していたカートごと坂道で転落した事故。乗車していた一人が、逆さまになったカートの下敷きになって亡くなったそうです。

もう一つは、池に落ちたボールを拾おうとしたプレイヤーが転落し、それを助けようとした同伴プレイヤーも転落して、二人とも死亡してしまったケースでした。池はすり鉢状になっていて、さらに、池の縁にはビニールシートが敷かれており、スパイクを履いていたプレイヤーは滑って脱出できなかったのでしょう。

ちなみに、プレー中の最も危険な事故は「落雷」です。近年は対策も進み、事故も減りましたが、十数年前までは年間に数名がプレー中の落雷で死亡していました。

高い木のないフェアウェイであれば、プレイヤーとゴルフクラブが一番高い地点になるため、雷が落ちて被災することがあります。また、雨が降っているときに、木の下で雨宿りをしていると、その木に雷が落ちて被災することもあります。

雷発生の可能性がある場合にはプレーをすぐに中断し、一番近い避雷小屋などに急いで避難してください。

このような危険を避けるには……

- 心身に負荷がかかるような無理はせず、体調に合わせてプレーする。
- 暑い時期には、熱中症対策を万全に。
- 最新の天気情報をこまめに確認する。

カラオケで死にかける

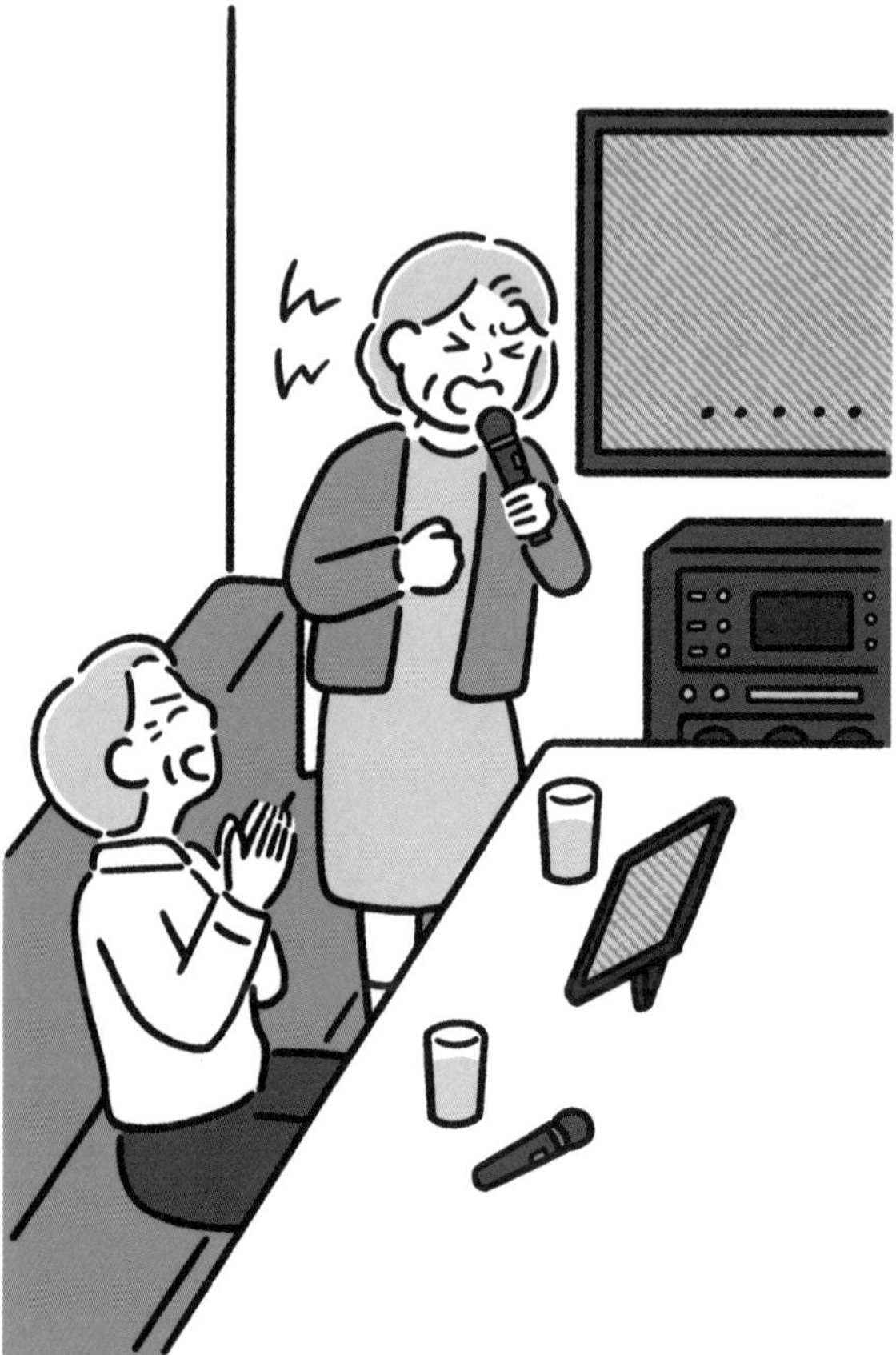

Keyword | 脳梗塞、喉頭がん

歌うことは、心肺機能を向上させたり、精神的な解放感をもたらしたりします。カラオケ好きな人が多いのも納得です。

ただ、高齢者の場合、いくつかの注意点があります。

一つは、「心房細動」を背景とした「脳梗塞」を起こす可能性があることです。

「心房細動」とは、高齢者に多い心臓疾患の一つで、心臓の上部にある「心房」が規則正しく収縮・拡張せず、震えるように動いている状態のことです。全身に血液を送りこむのは心臓の下部にある「心室」なので、心房が震えていても日常生活に大きな支障はありませんが、心房の中で血液が停滞して「血栓」ができやすくなります。

そして、カラオケで歌っている最中は、大きな声を出したり、力んだりすることで血圧が上昇します。すると、心房内で作られた血栓が遊離して、脳に向かう血管に詰まることがあるのです。

声が出しにくくなる、意識が一瞬飛ぶなどの軽い症状であれば、血栓が融解して脳への血流が復活すると元に戻ります。しかし、だからといって、無理してカラオケで歌い続け、症状が繰り返されると、そのうち脳の血流が完全に止まり「脳梗塞」に至ってしまう可能性もあります。

声がかすれたら「がん」を疑え

また、カラオケ好きな人が気をつけるべき病気は「声帯ポリープ」です。別名「歌手結節《けっせつ》」と呼ばれますが、アナウンサー、インストラクター、教師、保育士など、日常的に声を出す人にできやすい疾患です。

声帯は、のどの空気の通り道を左右から挟みこむ二枚の膜で形成され、これを震わせて声を発生し、音の高低も変化させています。日常的に歌っている人は、この膜が擦れてイボができることで、声がかすれたり、出なくなったりします。

声帯ポリープは声を出さずに安静にしていれば自然に治りますが、症状を無視してカラオケで歌い続けていれば、そのうちポリープが大きくなりすぎて手術が必要になります。ただ、それでも、声帯ポリープで死ぬことはまずありません。

しかし、声帯ポリープの症状は「喉頭がん」という悪性腫瘍の症状と似ています。

つまり、本当はがんなのに声帯ポリープだと勘違いして放置すると、知らないうちに重症化してしまう危険があるのです。

喉頭がんは、ほかの悪性腫瘍と比べて、5年生存率はそれほど低くありませんが、がんはがん。早期発見、早期治療が肝心になります。統計的には、60歳以上の男性が圧倒的に多く、飲酒や喫煙が危険因子とされています。

実際、お酒やタバコをたしなみながらカラオケで歌うのが好きな高齢男性が、声がかすれてきたので「声帯ポリープだろう」と放置したら、実は喉頭がんだったというケースも報告されています。

素人判断は危険です。お酒好きでヘビースモーカーの高齢男性は、声がかすれてきたと思ったら、早めに耳鼻咽喉科を受診することをおすすめします。

このような危険を避けるには……

- 無理をしてまで歌わない。
- 心房細動の適切な治療を受ける。
- お酒やタバコはほどほどに。

庭いじりで死ぬ

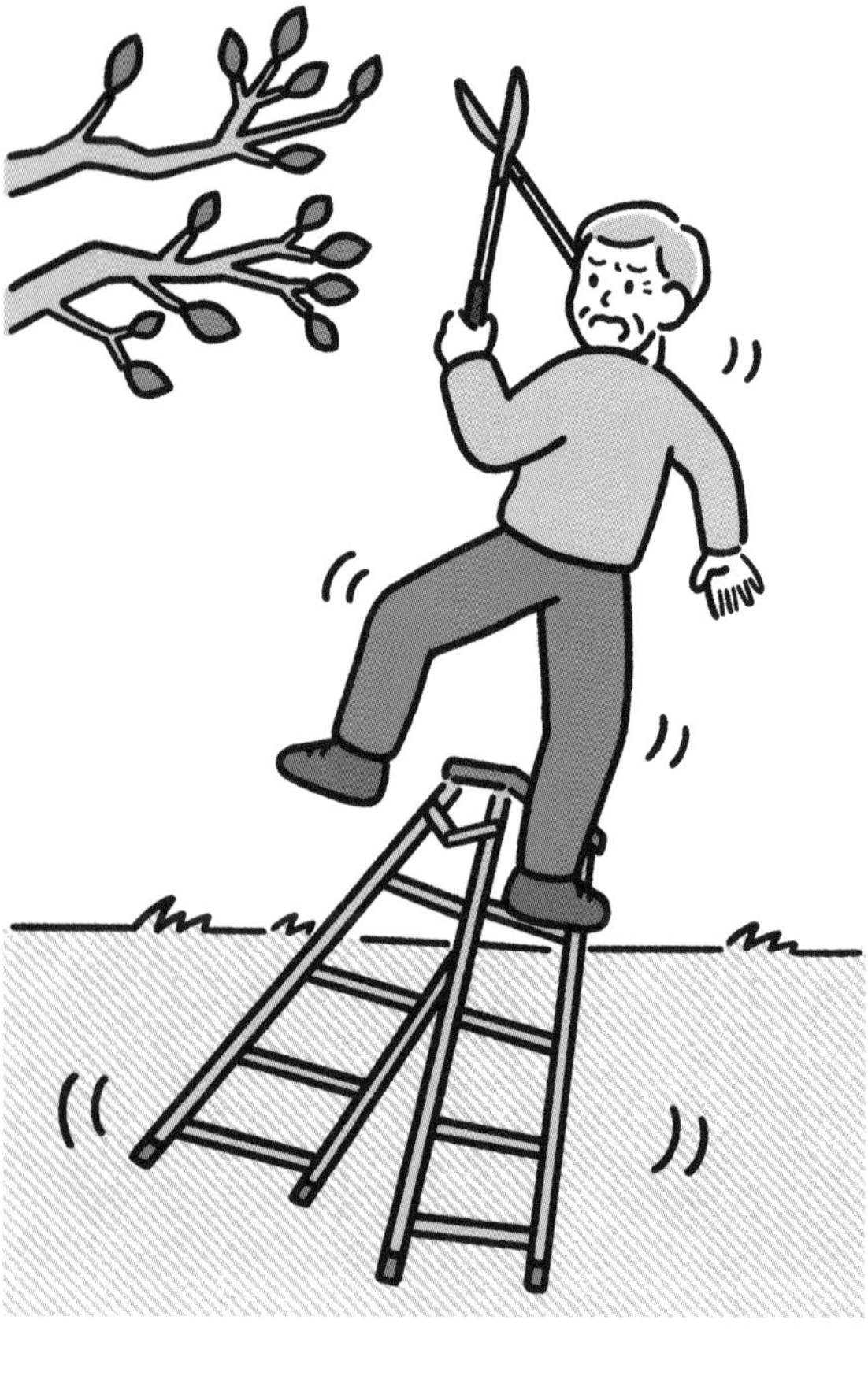

Keyword　脚立転落、チェーンソー損傷

時間も余裕もある年配の方が、子育ても仕事も一段落して庭いじりに精を出すようになる、というのもよく聞く話です。

ただ、日課の庭いじり中に、事故で亡くなってしまうことがあります。

たとえば、ちょっと高い位置にある木の枝を切ろうと脚立を使っていたら、うっかり転落してしまう――庭いじり中の事故で、最も多いのがこのケースです。脚立というと一般的には、横から見るとA字型になっている、天板付きのタイプを想像すると思います。死亡事故も、この天板付き脚立からの転落によるものが多いのです。

あまり知られていないようですが、脚立を利用するときは、天板の上に立ったり、座ったり、またいだりしてはいけません。なぜなら、天板の上で少しでもバランスを崩せば、つかむところも引っかかるところもないため、そのまま地面に叩きつけられるように転落してしまうからです。頭を打てば頭蓋骨骨折や脳挫傷、胸や背中を打ちつければ大動脈破裂や内臓損傷を引き起こすような、致命的な外傷を被ります。

脚立の天板に立って庭の木の枝を切っていたところ転落し、その際に服が枝に引っかかって、偶然首吊りの体勢になってしまったことで窒息死した例もありました。

とにかく脚立の天板には絶対に立ったりまたがったりせず、身体の前面を天板側に向け、ハシゴに身体を当てて安定させながら使用してください。万が一のためにヘルメットを着用し、高所で作業するなら安全帯の着用も推奨します。また、そもそも脚立を使用せずに済むように、高枝切りバサミなど使用する道具を工夫できないかも検討してみてください。

ほんのわずかな接触が命取り

もう一つ、よくある庭いじり中の事故が、チェーンソーによる損傷。一般家庭でも使用できる小型タイプが普及したからか、死亡例をみる機会が多いのです。

そもそもチェーンソーとは、電気やエンジンの駆動力によって刃である金属製のチェーンを回転させて、木の幹や枝などを切断する機械。ひとたび人体に接すれば、深すぎる傷を残します。

首や太ももをうっかり切って、太い動脈を損傷し、多量出血を起こして失血死するケースがほとんどです。

チェーンソーはその構造上、刃がむき出しになっています。致命的なのは、刃の部分がはね返る、「キックバック」と呼ばれる挙動を起こすこと。切断するとき、チェーンソー先端の上側部分が木材に当たると、チェーンソーが上方にはね返って、作業している人の頭や首に刃が向かってきてしまうのです。

とにかくキックバックを起こさないことが大切です。チェーンソーの先端のみを使わないように正しく使用してください。

また、少なくともヘルメットやゴーグル、防護服を着用すること。

チェーンソーのメンテナンスも日頃から行ない、特にキックバックが発生した際に作業者を守るブレーキが正常に作動しているか、点検してから使用しましょう。

このような危険を避けるには……

・脚立の天板部分に立たない。
・チェーンソーの正しい使い方を把握する。
・一人で作業を行なわない。

ボランティア活動で死ぬ

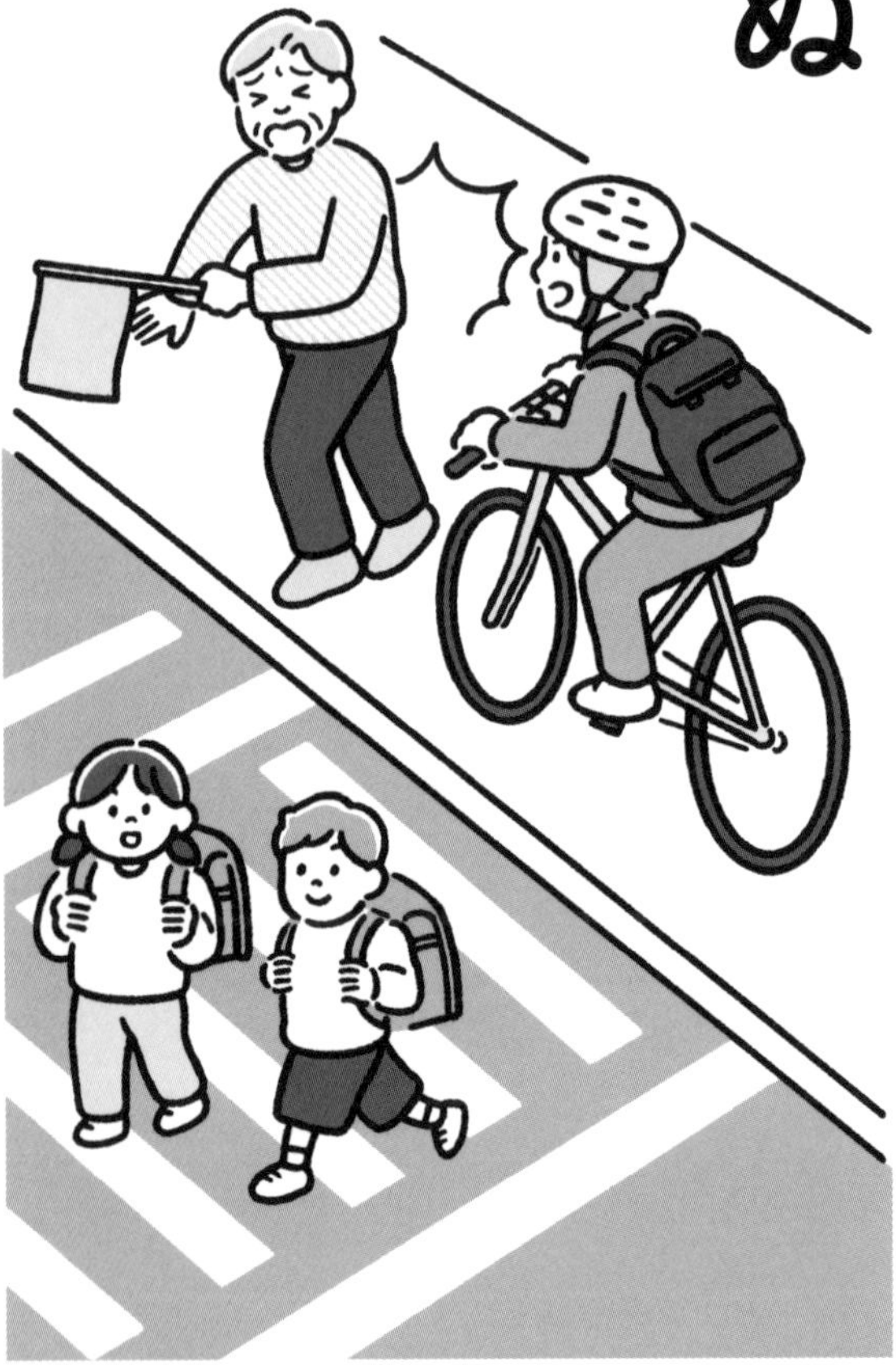

Keyword　遅発性脾臓破裂

定年退職した後も、何か世間の役に立ちたい。そう思う人も多いようです。以前、自宅で死亡しているのが発見された一人暮らしのおじいちゃんは、シルバー人材センターから紹介されて、学童擁護員として毎朝、小学校の通学路にある交差点に立って子どもたちの安全を見守っていました。

しかしある朝、いつもの交差点にこなかったため連絡を受けた親族が家を訪れたところ、布団の中で眠るようにして死亡しているのが発見されたのです。大きな持病はなく、発見された前日もいつものように業務を終えて帰宅していたので、自宅内での突然死の扱いとなり、解剖することになりました。

体表面を観察すると、左脇腹のやや上と、左肘の内側の二か所に、複数の線が縦に平行に並んだ小さな擦過傷が認められましたが、死因となるほど大きな傷には見えません。ただ、二つの傷が同じ高さにあるのが気になりました。

メスで身体を開いていくと、左脇腹のすぐ下の脂肪組織や肋骨周囲に出血があり、お腹の中には血液が溜まっていました。お腹の中を探ると、左脇腹に位置する「脾臓」という臓器が破裂しており、そこからの出血であることが判明しました。

これらの所見から、亡くなった人は、左脇腹に何らかの打撃を被ったことで、すぐ下にある脾臓が破裂して出血し、「出血性ショック」で亡くなったものと判断しました。

ここで当然問題となるのは、左脇腹や左肘に打撃を加えた物体はなんだったのか、という点です。足元から傷までの高さは100センチメートルでした。

みなさんは、その物体を予想できますか？

この高さと傷の形から、私たちは「自転車」と推測しました。つまり、身体の左側に走行してきた自転車が衝突したことで脾臓破裂を起こしたのでしょう。おそらく前日の交通安全の業務中に、事故に遭ったのだろうと考えられました。

内臓のダメージは遅れてやってくることも

しかし、なぜその人は、衝突されたその場では症状を訴えず、翌日に自宅の布団の中で死亡してしまったのでしょうか。

脾臓という臓器には古い血液を破壊する役割があり、血液を多く含んだスポンジを膜で包んだような袋状の構造をしています。人体の中では柔らかい臓器の一つで、軽い衝撃でも破裂しやすいのですが、衝撃を受けてから、内部でジワジワと出血が続くこともあります。そして、徐々に内部からの圧が高くなって周りの膜が耐えられなくなると、破裂してしまうのです。

このように、衝撃を受けてから臓器が破裂するまで時間差があることを「遅発性臓器破裂」といいますが、脾臓はその代表的な臓器です。軽い事故であっても、体内には遅れて出血や破裂する臓器もあり、それが致命傷になることがあるのです。

特に高齢者は痛みに鈍く、軽傷だと思いこんで見逃してしまうことがあります。事故などで胸やお腹、頭などをぶつけた場合、軽傷であっても必ず病院で診察を受け、その後の数日間は気をつけて生活してください。家族や周囲の人にも事情を伝え、様子を見守ってもらえるようにしましょう。

このような危険を避けるには……

- 臓器によっては、後で重症化することを認識する。
- 他人から受けた外傷は、必ず医療機関を受診する。
- 異変に気づけるように数日間は様子を見る。

サウナで死ぬ

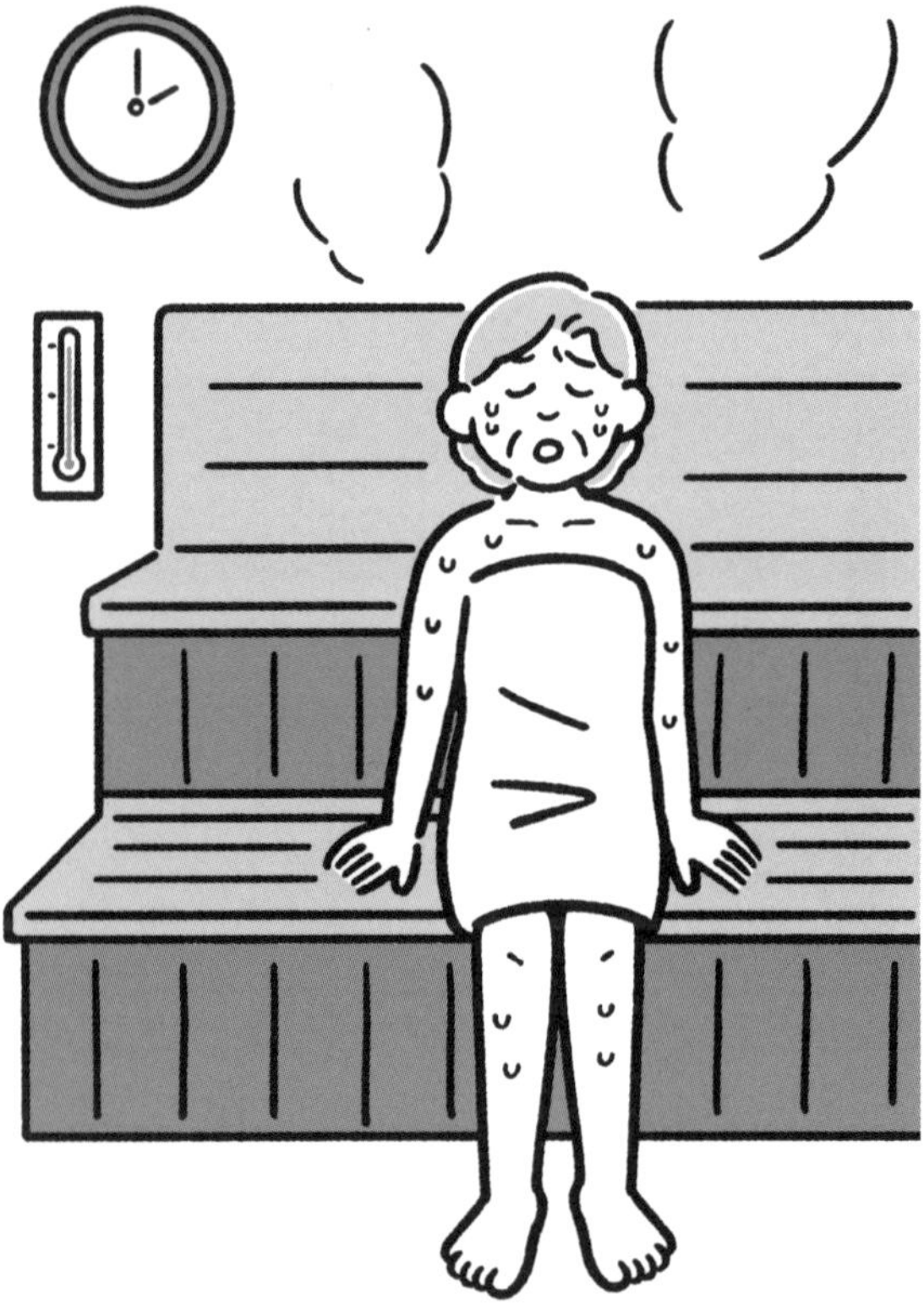

Keyword サウナ関連死

今や世間は空前のサウナブームと言っても過言ではないでしょう。

サウナはフィンランドが発祥とされています。

日本では、1792年、北海道根室の海岸で、寒さをしのぐためにフィンランド式サウナを作ったのが始まりだそうです。


サウナ浴は、80度以上のサウナ室に入り、身体が温まったら外に出て冷水風呂に浸かることを繰り返す「温冷交代浴」が一般的。

温熱効果による血管の拡張と血流の活性化、心肺機能の向上、発汗による美肌効果、代謝を高めることによるダイエット効果、ストレス解消による精神的リラックス効果、温冷交代浴による自律神経の活性化など、効能はたくさんあります。


しかし逆に、サウナ浴中や浴後に死亡するケースもあるのです。

極度の寒暖差を、日常では経験できないほどの短時間で感じるのですから、人体に負荷がかかるのは当然でしょう。特に動脈硬化症や糖尿病などの生活習慣病がある高齢者は、血管系の病気を引き起こす可能性が高くなります。

高温の室内に入れば、強制的に血管が拡張され血圧が低下します。さらに、発汗が促され脱水状態になります。

その結果、血圧の低下により脳血流が低下し、脱水によって血液もドロドロになることから、「脳梗塞」の危険が高まるのです。

また、低下した血圧を上昇させようと心拍数が上がるため、心臓に負荷がかかり「心筋梗塞」の危険性も出てきます。

冷水風呂に入れば、今度は強制的に血管が収縮し、脳血流が急激に増えて、「くも膜下出血」や「脳内出血」を引き起こすかもしれません。

そのほかにも、自律神経の急激な反射によって「不整脈」を引き起こす可能性もあります。想像以上に、サウナ浴は人体に負担をかけるのです。

「ととのう」は誤解だらけ!?

サウナ愛好家たちはよく「ととのう」という言葉を口にします。温冷交代浴によって生じる「トランス状態」のことを指すようです。

これが脳内で分泌される「β－エンドルフィン」「セロトニン」などの快楽物質と言われるホルモンにもとづく影響であればいいのですが、人によっては脳血流の低下によって生じる「脳虚血」をトランス状態と勘違いしているように思います。これは28ページでも述べたように、脳への血流が減ったことによる気絶状態です。

もう一つ注意すべきは、飲酒してサウナ浴をすることです。

汗をかいてお酒を抜こうとサウナ室に入ってそのまま寝てしまい、熱中症で死亡していたケースが実際にありました。

飲酒は脱水を促進させるので、お酒を飲んだ状態では絶対にサウナ浴をしないでください。

適度に正しく利用するなら、サウナは心身に効果があると言えます。

しかし、「ととのう」ことにハマりすぎて不適切なサウナ浴を続け、命を落としてしまっては元も子もありません。

サウナ浴や温冷交代浴が、人体に大なり小なり負荷をかける行為であることは間違いありません。そのため、自らの体力・体調をしっかりと考慮し、適切に楽しむことを心がけましょう。

⚠ このような危険を避けるには……

- 十分に水分を補給しながら、適度な時間で楽しむ。
- 急な冷水浴を行なわない。
- 飲酒してからのサウナ浴は絶対に行なわない。

5章

人はなぜ老いて、死ぬのか

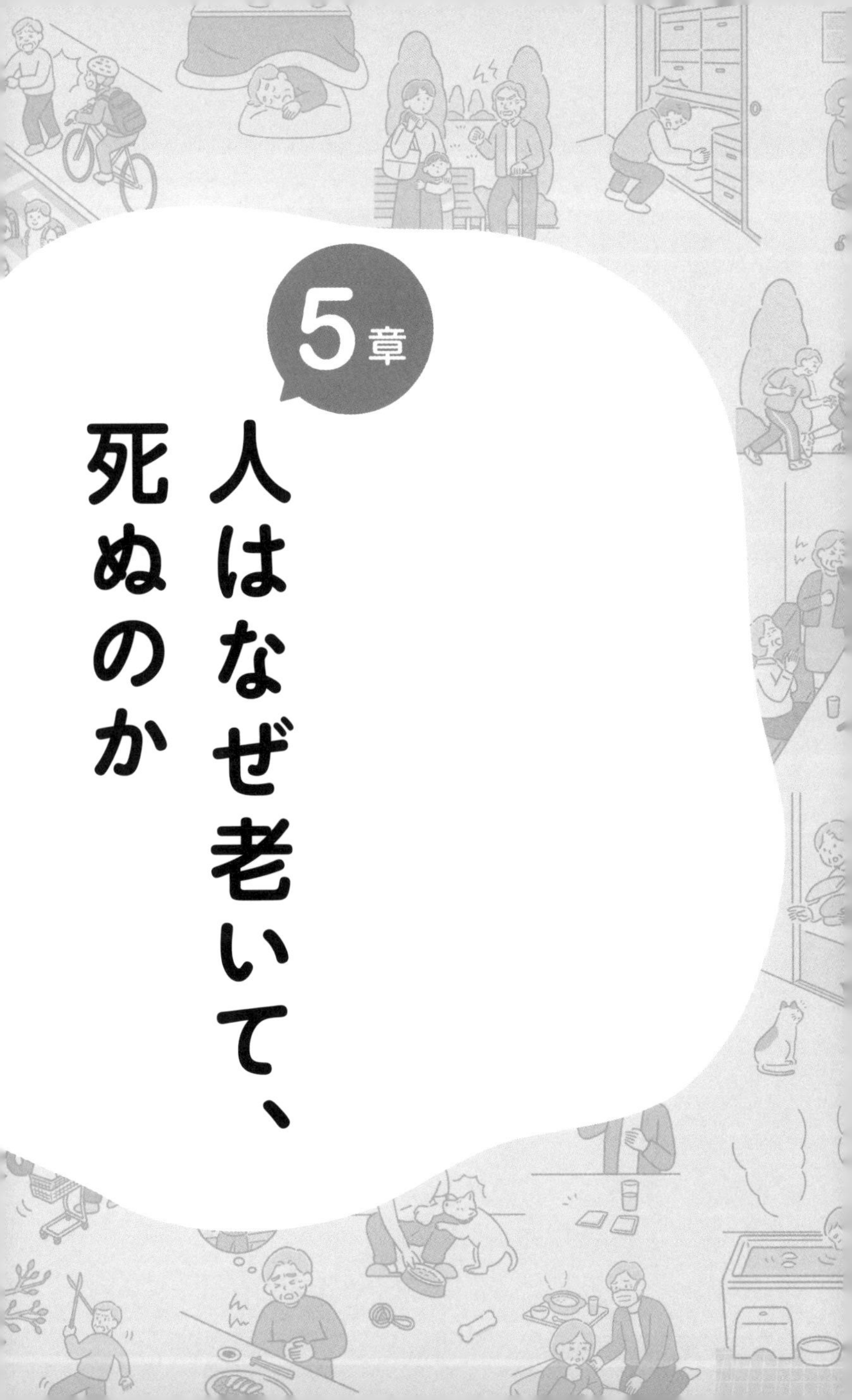

高齢者の孤独死について考えてみた

最終章では、高齢者理解を深めるために、私の「老い」に関する知見を残します。

「超！　超高齢社会」ニッポン

「高齢者」とは歳を重ねた人を指す用語ですが、正しくは何歳になったら「高齢者」と呼ばれるのでしょうか。

実のところ日本においては、時代や地域によって高齢者の定義が変遷しており、明確な年齢の定義はありません。ただ、世界保健機関（WHO）では65歳以上を高齢者と定義しており、日本でもおおむねこの定義に則《のっと》っているようです。

国の人口における65歳以上の割合が7％を超えると「高齢化社会」、14％を超えると「高齢社会」、21％を超えると「超高齢社会」と呼ぶのが世界基準になっています。日本は1950年当時、65歳以上の人口は5％未満でした。しかし、2023年では人口1億2435万人のうち、65歳以上の人口は3622万人を超え、割合にしてなんと29・1％。「超！ 超高齢社会」の国となったのです。

「先進国は高齢化のペースが早い」とは言われるものの、日本は飛び抜けて早いペースで高齢者の割合が増加しており、2050年には約38％が高齢者になるとも言われています。

このような現状の中、社会で働ける年代のことを「生産年齢世代」といいますが、今日では高齢者1人を生産年齢世代2人で支えている計算になっています。しかし、2038年ごろ、つまり年に200万人以上の出生数があった第二次ベビーブーム世代が高齢者になるころには、なんと1・5人で支えなくてはならなくなるのです。

すなわち、これから生産年齢世代への負担が深刻化していきます。

結果として、社会や経済の衰退が深刻化する可能性も高くなります。その対策を講じることが行政にとって喫緊の課題と言えるでしょう。

孤独死が広がる未来

こうして高齢者が増えていくとともに、私たち法医学者も、高齢者のご遺体を取り扱う機会が増えています。

非常勤として勤務している東京都監察医務院では、東京23区内で発生した突然死や事故死などの死因究明を目的として検案と解剖を行なっていますが、その統計でも高齢者の取り扱い率が年々増加していることがわかります。

さらに興味深いのは、2022年の一人暮らしの人の突然死が8762人あり、65歳以上はそのうち6218人で、約71％も占めている点です。

少子高齢化に加えて、核家族化によっても高齢者の一人暮らしは増えてきています。そして、突然死する一人暮らしの高齢者も、年々増加しているのです。

これは何も都心のみで起きている現象ではなく、日本各地で見られる光景です。社会全体で、高齢者の生活支援などの対策を講じる必要があるでしょう。

犯人は女性？ それとも……

ある日、一人暮らしだった高齢男性のご遺体を解剖しました。

その人は女性の下着を手に持ち、顔面や手、外陰部に擦過傷のような傷を負って死亡していました。亡くなった方は独身だったので、女性の下着を持っているのは不自然であり、警察は女性の犯人による殺人被疑事件として解剖を依頼してきました。


ところが、解剖前に擦過傷のような傷を観察すると、すべて生前の傷ではなく、死後に昆虫に嚙まれてできたと判断されるものでした。解剖してみると、大動脈が二層に裂ける「大動脈解離」によって、心臓の周りに出血を生じさせた「心タンポナーデ」で急死したことが判明。

つまり、どこからか入手した女性の下着を使って自慰行為を行なっている最中に、血圧が上昇して死亡してしまったのです。自慰行為というのも命がけの作業なのだと、つくづく思ったものでした。

孤立死か、孤独死か

「孤立死」と「孤独死」。どちらも同じ意味だと誤解されがちですが、孤立死は生前から家族や周囲の人たちと関わらず、社会から孤立した状態で亡くなることを指し、孤独死はあくまでも亡くなった環境が一人の場合に用いられる言葉として使い分けるのが正解のようです。

誰にも看取られずに死ぬという意味では同じですが、家族や周囲の人たちとの生前の関わり方の違いによって、区別されています。

近年では、日本各地で発生している災害による、孤独死の増加が懸念されています。東日本大震災から13年となる２０２４年3月までの統計では、岩手、宮城、福島の東北3県の災害公営住宅における孤独死は５５３人。その多くが高齢者です。

これは、災害を契機に慣れ親しんだ地元を離れたことで、周囲とのコミュニケーションが不足し、孤立する人が増えたことが一因となっています。つまり、このケースは孤立死とも言い換えることができるでしょう。

「かわいそう」だと決めつけないで

孤独死は、自宅で亡くなってから発見されます。発見が遅れて腐敗が進行しているケースも多く、外表からは死因や身元を判断することが難しいため、解剖となる率が高いのが特徴です。

孤独死が発覚するきっかけの多くは、郵便ポストに新聞やチラシ、郵便物が溜まっているのを周りの人が気づくことです。さらに、その家から腐敗臭がすれば、隣人や近隣の住民から通報が入ります。また、遠方に住んでいるご家族が、「連絡が取れなくなった」と通報する事例もあります。

そして通報を受けた警察が、大量のハエが飛び交う室内で死亡している人を発見することになるのです。

「孤独死」という言葉には、社会と疎遠になり寂しい最期を迎えたような悲壮感がただよっていますが、そもそも生物学的に、ほとんどの動物は死ぬときは単独。「孤立死」となると思うところはあるものの、生前少しでも人とのつながりがあったのなら、必要以上に「かわいそうな人」と憐れむ必要はないかもしれません。

それに、法医学者として多くの現場を見てきた経験上、孤独死によって気の毒なことになるのは本人や親族だけではなく、ご遺体があった部屋の清掃を行なう業者、事故物件となった不動産の所有者、身元確認のために尽力することになる警察も含まれるような気がします。

ちなみに、以前、私の友人がアルバイトで孤独死があった後の室内を清掃することになり、「腐敗臭が強い場合はどうすればいいのか」と尋ねられました。「線香は消臭の効果があるよ」と伝えたところ、どう聞き間違えたのか「清掃後に線香をあげて供養した」との報告が……。

残念ながら私は、清掃中の腐敗臭対策には貢献できなかったようです。

「老い」はこうして作られる

老化をあなどるなかれ

年齢は、身体にも精神にもさまざまな変化をもたらします。ただ、ゆるやかな変化なので、本人もそれになかなか気づけません。

歳を重ねると、体内では解剖学的・生理学的な変化、つまり「老化」が生じます。その多くは細胞の老化によるもので、外見や機能が変化していくのです。

人体を構成している細胞の数は約37兆個と言われ、その内部には活動エネルギーを作る「ミトコンドリア」という細胞小器官があり、加齢によって機能が低下することがわかってきています。その結果、体内で老化物質を除去する酵素の分泌量が低下してしまい、全身的に老化が進行するわけです。

脳、肝臓、腎臓、脾臓などは重量が低下し、筋肉量も減少します。さらに、骨密度も低下します。その一方で、心臓は老化物質が沈着するなどして、逆に重量が増加することが多いです。機能面においても、消化や代謝、血液を作る働き、ホルモン分泌などの老化現象が起こります。

そして、これらの変化は、高齢者の身体や精神にさまざまな影響を与えます。

解剖したら加齢臭が……

見た目では、白髪が増えたり、毛髪が減ったり、皮膚にはしわ、たるみ、しみが増えたりします。猫背になり、身長や体重が減る人もいます。動作は緩慢になり、五感が衰え、物覚えが悪くなり、心肺機能が低下して、食べたり飲んだりするのもひと苦労です。頻尿に悩まされたり、眠れなくなったりすることも珍しくありません。

さらに、年を取ると「加齢臭」が出はじめます。高齢者を解剖していると、たしかに臭気を感じますが、それは体内、特に胸やお腹の中から強く臭います。つまり、「加齢臭」とは臓器の老化に伴って体内から発せられる臭気であり、身体の外側ばかりを丁寧に洗っても落ちないものなのです。

感情面において言えば、いわゆる「頑固」になります。他人、特に自分よりも若い人に対して大声で激昂する様子も見受けられ、最近では「老害」などという用語も世間に浸透してきています。

これらは解剖学的・生理学的な変化によって、注意力や集中力を維持できなくなっていることが背景にあります。加えて、歳を重ねると、自分の経験や知識にしがみつきがちになります。そのため、自己中心的な思考や行動をとってしまうのです。

また、職業や社会的地位がなくなったことや、パートナーや友人との死別を経験したことで、喪失感や孤独感を強く感じるようになることも、頑固に拍車をかけるようです。なかには、ピック病と呼ばれる認知症など、疾病の影響で性格が変わってしまったように見える人もいます。

そして、このような高齢者の精神的な変化には個人差があるため、それが家族や周りの人の対応を困難にさせているのが現状です。

「平均寿命」よりも「健康寿命」

日本は長寿の国となり、２０２３年の調査では、男性の「平均寿命」は81・09歳、女性は87・14歳でした。これは世界１９６か国中、なんと男性は５位、女性は１位の値です。

一方で、「健康寿命」はどうでしょう。これは、日常生活が制限されることなく、健康的に自立して生活できる期間を示す指標です。２０２３年の統計では男性が72・6歳、女性が75・５歳でした。「健康寿命」と「平均寿命」には、およそ10年の開きがあるのです。

つまり、死ぬまでの10年間は「不健康」であり、寿命を全うするまで国民の多くが介護を受けたり、入院したりしていることがわかります。だからこそ、健康のまま寿命を迎えたいという「ピンピンコロリ」なる標語も生まれたのでしょう。

社会が変われば病気も変わる

「がん」ってなんですか？

高齢者に多い病気と聞いて、何を思い浮かべますか？　「がん」と答える方も多いと思います。たしかに厚生労働省の統計を見ると、男女ともに50代になるとがんになる人の割合が高くなり、高齢になればなるほど診断される人は増えています。

1960年にがんで亡くなった人のうち65歳以上の割合は、男性43・6％、女性41・0％でした。

それが2012年になると男性84・2％、女性81・3％と、約2倍に増えており、がんで亡くなる人のうち、高齢者が多くの割合を占めるようになっています。

そもそも「がん」とは、細胞分裂する際の遺伝子異常が主な原因となって、人体に有害となる悪性細胞が増殖する病気です。また、先天的な要因のほか、飲食物、嗜好品、紫外線、大気汚染、放射線、細菌やウイルスなどの微生物感染や、後天的な刺激の影響によってがんになることもあります。

つまり、若年者に比べて、後天的な刺激を長年に渡って被ってきた高齢者が、がんを発症する可能性が高くなるのは当然のことなのです。ただ、約50年で2倍近くに増えたのは、日本が長寿国になったからでもあるでしょう。

結核が減って、がんが増えた

第二次世界大戦直後、最も多い死因は「結核」でした。しかし、その後の経済成長に伴い、衛生環境や栄養状態がよくなったうえ、医療技術も向上して、結核で死亡する人は激減しました。

つまり、それまでがんが発症する前に結核で死亡していた人が死ななくなったために、年を取ってからがんを発症する人が相対的に増えたのです。

なお、心疾患で死亡する人も戦後から右肩上がりになっていて、死因第2位の常連です。これは、外食文化が根づき食生活が豊かになったため、脂質代謝異常や糖尿病などの生活習慣病を患って、動脈硬化症になる人が増えたからでしょう。

余談ではありますが、死因統計推移を見てみると1995年と1996年だけ、脳血管疾患が、心疾患を抜いて第2位となる現象が起きています。

実はこの直前に、厚生省（現在の厚生労働省）から、死亡診断書に「心不全」と記入することを控えるようにと通達があったのです。それまで医師は死因が不明確なとき、死亡診断書には慣習的に「心不全」と記入していたのですが、それができなくなったため、ほかの死因として「脳血管疾患」と記入したわけです。

これは、死因統計の信憑性や、日本の死因判断の精度を疑われても仕方がなく、先進国として恥ずべき事態でした。

あなたの肺は、意外と弱っている

ちなみに、お年寄り特有の疾病には「肺性心」も挙げられます。

肺の病気や機能の低下が原因となって、二次的に心臓に負担がかかり「心不全」となる病態です。高血圧や糖尿病などの持病も、大病も経験したことのない高齢者が突然死した場合、「肺性心」の可能性が考えられます。

解剖では、急性心不全の所見が認められますが、「心筋梗塞」などの典型的な虚血性心疾患の所見は認められません。そのかわり、重度の「肺気腫」などの肺疾患が存在すると、「肺性心」と判断することになります。

戦後の高度経済成長期を経験している年配の方は、炭鉱や鉄鉱で働いていた経験のある人や、大気汚染やヘビーな喫煙の影響を受けている人、結核感染者が多いこともあって、「肺気腫」「慢性閉塞性肺疾患」「陳旧性肺結核」「結核性胸膜炎」などの病気を持っている確率が高いのです。

そのため、肺が弱っていたり、呼吸機能が低下していたりします。そして、歳を重ねるとともに、二次的に心臓に負担がかかって死に至ってしまうわけです。

高齢者の体調不良の原因を医学的に調べるためには、検査だけでなく、過去の生活環境や職業、生活習慣なども考慮する必要があるのです。

犯罪や事故に巻きこまれる高齢者

悪人は高齢者を狙う

以前、私の母親のもとに、息子を名乗る男から「会社の金をなくしてしまった」という電話がかかってきたことがありました。典型的なオレオレ詐欺です。

私は大学に勤務する法医学者で、いわゆる会社員とは違いますので、母親は即座に警察へ通報し、「騙されたふり作戦」でなんと二度も犯人の検挙に貢献したことがあります。ネットニュースにもなったようですが、「いい歳の息子が会社員じゃないとは、どういうことだ」と、妙な方向で話題となってしまいました。

結果的に大事とはならなかったものの、高齢者を狙った犯罪が増えているのは事実なのだと身にしみた出来事でした。

警察庁の統計においても、犯罪の発生件数は年々減少しているにもかかわらず、高齢者の被害件数の割合は増加しているそうです。特に詐欺被害が多く、70歳以上の女性の被害が全体の60％以上を占めています。

また、詐欺被害以外にも、投資勧誘などの悪質商法や訪問販売、催眠商法の被害者にも高齢者が多いという特徴があります。

年を取れば認知機能が低下してしまうのは仕方ないとして、より頑固になり、他人に相談せず自分で解決しようとしがちなことも、発覚が遅れ、被害が大きくなる要因だと考えられるでしょう。

ほかにも、ひったくりやスリなどの窃盗被害に遭う高齢者も増加傾向にあります。

近年では、海外にいる黒幕からの指示で犯行が行なわれる「闇バイト」による強盗事件も多発し、２０２３年には、都内で強盗に押し入られた90代の女性が亡くなるという悲惨な強盗殺人事件も発生してしまいました。

好々爺は、なかなかお目にかかれない？

一方で、高齢者が犯罪の加害者となることもあります。

最もよくあるのは、先にもお話しした高齢者ドライバーによる交通事故です。ペダルの踏み間違いによる暴走事故、高速道路などにおいての逆走事故など、認知機能の低下による事故が増えています。

警察庁交通局の統計によると、交通事故の発生件数における高齢者の割合は上昇し続けています。

ほかにも、ケンカや口論を発端に、お年寄りが暴行事件や傷害事件、傷害致死事件を起こすこともあります。

法務省の警察白書によると、高齢者による犯行数は若年者に比べて少ないものの、過去20年では増加しているそうです。特に、なんと70歳以上の高齢者による暴行事件が増加しているという特徴があります。

何歳になっても恋をする？

以前、私が解剖を担当した事件で、高齢の男性二人が、高齢女性一人を奪い合う恋愛関係のトラブルが起こり、ケンカをしたあげく、池に突き落とされた一人の男性が溺死したというケースがありました。

男性も女性も80歳前後という年齢でしたが、恋愛感情に年齢は関係ないものだと、その当時は思いました。

ただ、今になって改めて考えてみると、高齢者は「頑固」になり、自分の考えや経験に固執してしまいがちなので、自身の恋愛感情ばかりを利己的に考えてしまったのではないでしょうか。

その結果、ある意味では若年者よりも「情熱的」で、「突発的」な行動に出てしまったのかもしれません。

「死んだほうがマシ」の真意

若者よりは少ないが……

自殺は異状死の扱いとなり、検案や解剖の対象になります。

厚生労働省の統計では、2023年の日本国内の自殺者数は交通事故の死者数よりも多いのが現状です。さらに言えば、20〜44歳の男性、15〜34歳の女性において、死因第1位は自殺なのです。

それと比べれば、高齢者の死因として自殺は下位のほうです。しかしそれでも、私たちが自殺した高齢者を検案や解剖で取り扱う機会は少なくありません。自殺者数における高齢者の割合も微増していますし、世界的に見ると、なぜか日本とイタリアだけ高齢者の自殺率が高いことがわかっています。

「死にたがる」動機を理解する

身近な人が自殺すると、残された人たちは「一体なぜ?」と悩みます。

自殺の動機で多いのは、年齢や性別にかかわらず、うつ病などの精神的な疾患を含めた「健康問題」だとされています。高血圧や糖尿病など、高齢者特有の慢性的な疾患に悩む人もいますし、病気のせいで抑うつ状態になる人もいます。特に年配の方は、自身の健康状態を悪く評価しがちで、それが大きなストレスになることもあります。

そのほか、高齢者の自殺の動機として挙げられるのが「家庭問題」です。若年者では「学校問題」、青壮年世代では「家庭問題」「経済問題」「勤務問題」が主な動機なのですが、年配の方は家庭の中に悩みの原因があることが多いようです。

「家族が入院した」「身内と疎遠になった」――こうした現状から、喪失感や孤独感に苛《さいな》まれてしまう方も珍しくありません。また、たとえ家族がいても、介護などで迷惑をかけて申し訳ないという罪悪感が、心に負担をかけてしまうようです。

私たちが取り扱う高齢者の自殺手段は、「縊死《いし》」、いわゆる首吊りによるものがほとんどです。ほかにには「農薬自殺」「練炭自殺」「焼身自殺」もあります。若い人であれば高所からの飛び降り、電車への飛びこみなどが多いのですが、高齢者は肉体的に行動能力が低下しているせいか、そのような手段をとる人は少ないようです。

逆に、「焼身自殺」の多くが高齢者です。焼身自殺は、灯油などをかぶって、自らの身体に火をつける行為で、気道熱傷ややけどを負うことで死に至ります。

正直なところ、なぜ焼身自殺の多くが高齢者なのか、その理由はよくわかっていません。あくまで想像ですが、年配の方には仏教に信心深い方も少なくありませんから、自ら火をつけるという行為は、火葬と同じように「死後、新しい肉体に輪廻《りんね》転生する」という仏教の教えにもとづいているのかもしれません。

いずれにしても、高齢者の自殺の動機は、歳を重ねたことで生じる身体的・精神的特徴が複雑に絡み合っているため、その予防や対応は非常に困難です。

少なくとも喪失感や疎外感に苛まれないように、高齢者が生きがいを見つけられる環境を整備するなど、社会全体で対策を講じるべきだと私は考えています。

施設内の虐待について思うこと

虐待は発見が遅れやすい

約60年前までは、高齢者が入所する施設を「養老院」や「養老施設」と呼んでいましたが、1963年に老人福祉法が制定され、「老人ホーム」が正式名称となりました。

かつて、お年寄りの世話や介護は家族の仕事でした。しかし、今では施設に預けるなど家庭外でも行なえるようになり、家族の負担は軽減され、高齢者も適切な生活支援が受けられるようになりました。

ところが、そのような施設が増えても、結局は「人対人」の構図である以上、問題は起こってしまいます。

近年問題となっているのが、施設内での虐待です。閉鎖的な環境で起こるため発覚が遅れ、生命に重大な危険を及ぼすことがあります。

厚生労働省の統計によると、2022年度に高齢者が介護施設の職員などから受けた虐待件数は、前年度から117件増えて856件もあり、少なくとも8人が死亡しました。職員は高齢者介護のプロであるにもかかわらず、判明しているだけでこれだけたくさんの施設内虐待が起きていることに、驚きを隠せません。

「このアザはなんですか……?」

以前、同じ施設に入居していた三人の高齢者が、立て続けに亡くなるという事件があり、警察と検察庁から鑑定を依頼されたことがあります。

この施設を運営していたのは隣接する病院の院長で、死亡確認はその院長が行ないました。死因はそれぞれ「脳梗塞」「心筋梗塞」「大動脈瘤破裂」とされたため、司法解剖されずに火葬されたようです。

事件が発覚したきっかけは、死亡した三人は介護が必要ではあったものの急死するほどの事前の体調変化はなく、二人目と三人目のご遺体の胸に「アザ」のようなものがあったことを家族が不審に思ったことでした。

「脳梗塞」と診断された一人目の方が亡くなったとき、病院でエックス線写真を撮っていたことがわかりました。そして警察は、一人目のエックス線写真と二人目と三人目の胸のアザの写真を持って、私のところにやってきたのです。

エックス線写真を見ると、胸の左右の肋骨が不規則な位置で複数箇所に渡って折れていました。この折れ方は心臓マッサージで形成されるようなものではなく、明らかに「胸部打撃にもとづく多発肋骨骨折」と考えられるものでした。

また、胸の写真では、首から胸の前面にかけて濃い赤色の変色が認められ、「打撃にもとづく皮下出血」と判断できました。

つまり、この三人は胸を強打されたことで、肋骨骨折を伴う心臓・大動脈破裂などを起こして死んだのであり、他人の行為による事件と判断するに至りました。

防げたかもしれない死

その後の警察の捜査によって、三人の死亡時に共通して対応していた職員が逮捕されました。「第一発見者になれば同僚に褒められる。認められたかった」という身勝手な承認欲求のために、犯行に及んだそうです。

病院の院長は、死亡確認において診断ミスをしてしまいました。私が思うに、少なくとも一人目のエックス線撮影を行なった際に「多発肋骨骨折」を正確に診断していれば、二人目、三人目の方を死なせずに済んだのではないか——そう考えられる、後味の悪い事件でした。

高齢者施設は、高齢者の世話や介護などの負担を軽くしてくれますし、高齢者にとっても心身を充実させ、生活の質を向上させられる便利さがある一方、閉鎖空間という環境である以上、このような事件が今後も起きないとは限りません。

そこで過ごすお年寄りはもちろん、働く人たちも含めて心身をサポートしていくための制度を、早急に整えることが求められています。

おわりに

私は医師ですが、いわゆる一般のお医者さんである臨床医ではなく、法医学が専門です。法医学に進む人は全国で年に数人程度しかいない、という珍しい分野です。

私が医学部を卒業した約30年前、法医学の認知度はとても低く、医療関係以外の友人に「何科の医者になるの?」と聞かれて「法医学」と答えると、「方位学」と勘違いされて「医者になったのに、風水でもやるのか?」と言われたこともありました。

現在では、ドラマや映画の影響もあり、法医学の認知度は上がりつつありますが、それでも法医学者が実際にどのような仕事をしているのかについては、まだまだ理解されていないと感じます。

「はじめに」でも述べたように、法医学者の主な業務は、突然死した方や事故、事件で亡くなった方の解剖を行ない、死因を究明することです。そして、その結果を社会の安全や予防医学、臨床医学に生かされるよう還元することが、私たちの使命です。

しかし、現実には多くの課題があります。

ほとんどの法医学者は大学の教員でもあるため、教育や研究業務に追われて時間的余裕に乏しく、社会に知見を十分還元できていないのが実情です。

さらに、日本では解剖率が低く、死亡診断書の誤記入も多いため、「本当の死因」が死因統計には反映されていません。日本の臨床医療技術は世界に誇れる水準であるにもかかわらず、死因統計や死因究明に関しては世界的に遅れをとっている……。

このような現状を、私たち法医学者は憂慮しているのです。

そんな中、この本の執筆依頼をいただく機会に恵まれました。

「高齢者のまさかの死因について書いてほしい」という依頼を三笠書房の若い編集者から受け、高齢化が進んでいるこの世の中において、法医学者として意義深いテーマであったことから、これまでの知見を社会に還元するべく、執筆を快諾する運びとなりました。

約1年をかけ、49種類の事象について原稿をまとめましたが、その間にも、この本に記載したような事例で高齢者がケガをしたり、亡くなったりする報道を数多く目にしました。

誤食による食中毒、ペダルの踏み間違い、溺水事故、ゴルフ場での熱中症……。

この本を事前に読んでいれば、それらの危険を回避できたかもしれないと考えると悔しさもあります。

突然死の発生率は、総死亡数の10%～20%だと言われています。

あなたを、5人のうちの1人にしないために。

そして、あなたにとって大切な人を、残りの4人のうちの1人にしないために。

この本が、あなたや身近な人が「まさか」の事故や事件に巻きこまれないための一助になれば、著者としてこれ以上の喜びはありません。

高木徹也

こんなことで、死《し》にたくなかった

著　者——高木徹也（たかぎ・てつや）

発行者——押鐘太陽

発行所——株式会社三笠書房

〒102-0072　東京都千代田区飯田橋3-3-1

https://www.mikasashobo.co.jp

印　刷——誠宏印刷

製　本——若林製本工場

ISBN978-4-8379-4031-9 C0030

本書へのご意見やご感想、お問い合わせは、QRコード、
または下記URLより弊社公式ウェブサイトまでお寄せください。
https://www.mikasashobo.co.jp/c/inquiry/index.html